目次 1

病院の収益改善に貢献する 病院経営MASTER VOL6.3

特集

特集 DPC特定病院群（Ⅱ群）の経営戦略

- 高度急性期に準じるDPC特定病院群（Ⅱ群）としての現状施策と今後の取り組み ……………3
  塚形　晃　日本海総合病院　医療情報課
- 病院経営戦略とミッション、ビジョン ………………………………………………………………10
  吉川　裕之　茨城県立中央病院　病院長
- 横浜労災病院のDPC特定病院群の維持に向けた取り組みについて ………………………………15
  加成　武　横浜労災病院　事務局次長
- 横浜市立みなと赤十字病院の取り組み ………………………………………………………………21
  山本　晃　横浜市立みなと赤十字病院　血液内科部長／院長補佐／医療情報センター長
- 地域医療構想から考える長野赤十字病院の使命 ……………………………………………………26
  吉岡　二郎　長野赤十字病院　院長
- 大阪市立総合医療センターが高度急性期病院であり続けるために …………………………………31
  瀧藤　伸英　大阪市立総合医療センター　病院長
  佐々木麻紀　大阪市立総合医療センター　医事部医事課医事企画担当　課長代理
- ベルランド総合病院における現状と今後の取り組みについて ……………………………………36
  池上　正樹　ベルランド総合病院　管理部部長代行
  亀山　雅男　ベルランド総合病院　院長
- DPC Ⅱ群病院指定までの取り組みと今後の方向性 ………………………………………………41
  河田　純男　兵庫県立西宮病院　病院長
- 姫路赤十字病院における取り組み ……………………………………………………………………47
  佐藤　四三　姫路赤十字病院　院長
- 地方都市と共に生き残るための飽くなき挑戦 ………………………………………………………52
  藤木　茂篤　津山中央病院グループ　総院長
- 倉敷中央病院の経営戦略　第3次中期計画の取り組み ……………………………………………59
  中島　雄一　倉敷中央病院　経営企画部　部長
- DPC特定病院群としての現状の施策と今後の取り組み ……………………………………………67
  坂口　孝作　福山市民病院　院長
- 現状の施策と今後の取り組み …………………………………………………………………………73
  谷山　清己　呉医療センター・中国がんセンター　院長
- 県民に安心を届けられる病院を目指して～PFI事業を展開する愛媛県立中央病院～ ……………79
  西村　誠明　愛媛県立中央病院　病院長
- 中長期戦略の策定 ………………………………………………………………………………………87
  仲吉　翔　飯塚病院　経営管理部企画管理マーケティング室長

● **長崎医療センターの取り組み**……………………………………………………………92
　　　　　　河本　卓也　長崎医療センター　経営戦略室経営戦略専門職

● **Coffee Break**…………………………………………………………………………97
　病院経営はいかにあるべきか〜病院グループを創り、医科大学を開学させた医師の半生記〜
　金城大学　社会福祉学部　医療情報コース　教授　福永　肇

● **次号案内**………………………………………………………………………………107

特集 DPC 特定病院群（Ⅱ群）の経営戦略

高度急性期に準じる DPC特定病院群（Ⅱ群）としての現状施策と今後の取り組み

地方独立行政法人山形県・酒田市病院機構　日本海総合病院　医療情報課　**塚形　　晃**

はじめに

　山形県には4つの二次医療圏があるが、日本海側にある庄内二次医療圏の北側が当院の医療圏になる。平成20年4月に、旧県立日本海病院と旧酒田市立酒田病院が再編統合し、新たに地方独立行政法人山形県・酒田市病院機構として発足し、急性期に特化した「日本海総合病院」、回復期・慢性期を中心に担う「日本海総合病院酒田医療センター」に機能分化された。

　日本海総合病院の平成29年4月の概況は、病床数は646床（一般642床・感染症4床）、1日平均入院患者数502.9人、1日平均新入院患者数41.8人、1日平均外来患者数1,323.6人、1日平均外来新患者数105.3人、病床利用率77.9％、平均在院日数は11.9日。

DPCⅡ群病院になった

　平成28年4月1日付けで厚生労働省よ

り「大学病院本院に準ずる高度な医療を提供する病院」として DPCⅡ群に指定された（平成30年4月から DPC 特定病院群に名称変更）。

　Ⅱ群病院を意識した結果ではなかったが、病院経営にもたらす効果、影響が大きいことがわかり、病院としての方針がⅡ群維持の方向へと決定された。

　以下に、当院の方針実現のために取り組んでいる途中経過と今後の計画について紹介する。

経営会議での決定

　平成28年8月の経営会議で、DPCⅡ群が病院経営に与える影響が大きいことから、Ⅱ群の維持を決定し、その対策のため医療情報課を中心としたワーキンググループの発足が命ぜられた。

　当院の経営会議は理事長をトップとして、基本的経営方針や重要事項を決定する最高意志決定機関である。

　ワーキンググループの最初の仕事は、

DPC分析ソフトの選定および導入に関することだった。これからⅡ群維持のため、係数を向上させる目的で作業をするには、分析ソフトがない現状だと現在の状況把握も難しく、具体的な計画を立てて取り組みを進めていくには、分析ソフトの導入は必要不可欠であった。しかも、係数算出のためのデータ対象期間は10月から翌年9月であるため、一刻も早く導入する必要があった。

短期間での準備となるため、システムの基本機能、ベンチマーク、操作性、サポート体制および係数分析機能のあるシステムという条件で選定を行った。また、操作をマスターするのに何ヵ月も要せないため、これまで何度かデモ等で体験していた分析ソフトを中心に検討した。

導入までの時間的余裕もなかったため、最短で導入されるよう要望した結果、分析ソフト自体を経営会議でも認められ11月に導入することが決定した。

ワーキンググループの活動

ワーキンググループは、発足当初から院長を中心に進められてきて、平成29年4月には、院長、検査部医師1名、事務局長、医療情報課4名、医事課3名の10名で新たに構成された。

ワーキングは2つあり、1つは月1回行われる院長、検査部医師および事務局長を入れたワーキングで、毎月行われる経営会議の開催日前に開かれ、前月の係数の結果をもとに、現在取り組んでいる内容、今後の具体的な対応について話し合いが行われている。

経営会議では、ワーキンググループから前月までの係数の推移、今後の具体的な対応が発表され、新たな指示等があれば、ワーキンググループの検討項目に追加されることになる。

もう1つは、現場レベルのワーキングで、医療情報課4名、医事課2名のメンバーで、毎週1回行われ、院長ワーキング、経営会議で指示された内容の検討、取り組み中の課題の進捗状況などが話し合われている。

Ⅱ群の要件として4つの実績要件があるが、当院はそのうちの診療密度のアップを目的に対策していくことになった。

そもそも、診療密度をそれほど意識して事務を行っていたわけではなかったため、診療密度とは何か、診療密度を上げるということは、どういうことなのか、各方面の方々から指導を受けながら、初歩的なことから調べることになった。これには、分析ソフトを導入したメーカー側からも、ソフトの操作指導を受けながら、診療密度についてのアドバイスをいくつかいただくことができた。

診療密度の周知

診療密度に影響を及ぼす要因として、①包括される項目（薬剤・注射・処置・検査・画像診断）の算定漏れがないようにする、

②在院日数を短くする、③適正なコーディングを実施する、この3つに対して重点的に取り組むことにした。

一方、院内で取り組んでいることを周知するため、毎週1回行われる医師連絡会、月1回行われる診療部会議などで、医師については何度も説明と情報の提供をして、理解を求めた。

また、看護部への周知も看護師長会を通して協力をお願いした。特に看護師には病棟などで行った処置、検査などは漏れなく伝票等に記入してもらい、これを代行入力者（医師事務作業補助者）が電子カルテに入力し、会計担当者（委託業者）が会計取り込みを行ってはじめて作業が終了する。この三者の協力、連携がないと目的が実現されない。

しかし、これまで包括項目に対して、請求の対象にはならないということで、「入力しても無駄」という考え方もあったが、すべての病院職員、委託職員から、実施した診療行為については、すべて伝票に記入する、会計に入力するという意識に切り替えてもらうようお願いした。

在院日数の短縮

在院日数の短縮については、パスの入院日数の設定が診断群分類の入院期間Ⅱを超える症例をピックアップして、クリニカルパス委員会へ入院日数の短縮の依頼をした。

パスの見直しの取り組みについては、パス委員会のメンバーおよび看護部の協力が非常に大きく、依頼したもののほか、診療科ごとに適用件数の多いパスの見直しも実施しており、これは現在も作業が続けられている。

また、これまで月曜日が手術予定の場合は、金曜日に入院して月曜日に手術するケースが多かったが、これを、麻酔医および看護部の協力を得て、土曜または日曜日に入院して月曜日に手術という取り組みも開始され、1～2日の入院日数の短縮が図られた。

適正なコーディング

DPC特定病院群として重要なことは、適正なコーディングである。

現在のコーディングは、入院時、月末、退院時のタイミングで行っているが、これにプラスして入院期間中にコーディングの見直しを行うタイミングを設けることにした。

その方法として、入院時の診断群分類が決定したあとに、当該診断群分類の入院期間ⅠからⅢの終了期間などの情報を、電子カルテの付箋機能を利用して、当該患者の電子カルテ画面に付箋を貼り（図1）、入院期間ⅢおよびⅢ超えの状態にある症例について、主病名のチェック、副傷病名のチェックなどを行うという方法で見直しをしている。

また、付箋を貼ることで主治医への情報提供になり、入院期間の情報に意識を持ってもらうこともできる。

作業を開始して間もないので、入院の翌

```
【DPC 入院】
入院日            2016.6.1～
診断群分類    050030xx97000x
病名          急性下壁心筋梗塞
入院期間   Ⅰ 1-6 日 （～6/6）
          Ⅱ 7-12 日 （6/7～6/12）
          Ⅲ 13-30 日 （6/13～6/30）
          7/1～出来高算定
```

図1　電子カルテに貼る付箋の内容

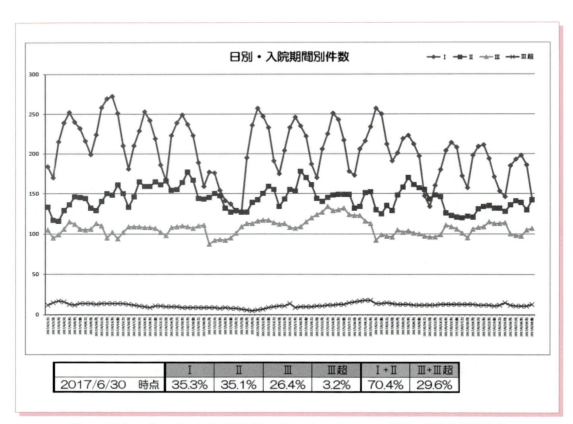

図2　平成29年4月1日から平成29年6月30日までの日別・入院期間別件数

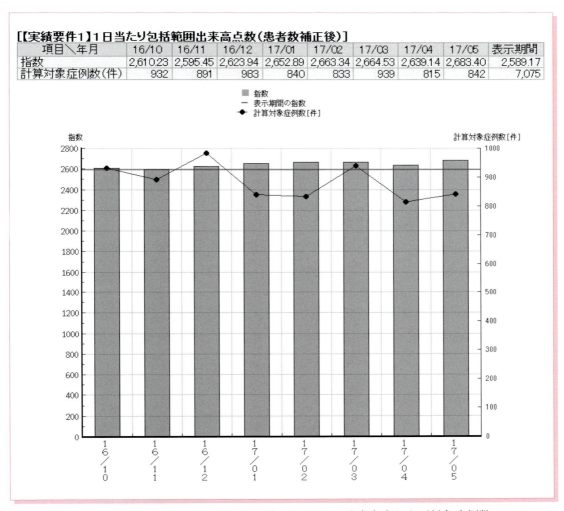

図3　平成28年10月から平成29年5月までの診療密度および対象症例数

日には付箋を貼るルールで運用しているが、付箋を貼るのに時間がかかったり、入院期間中のコーディングに手間取っているが、少しずつ効果が出てくるのではないかと期待している。また、最新のコーディングの状態で入院期間別の患者数などのデータ（図2）など、今後の病院運営に活用していくことも考えた資料づくりも必要と考えている。いずれにしても、効果が出てくるには、もう少し時間がかかりそうである。

これまでの、診療密度はどうなっているのか

　DPC特定病院群維持のために、当院で取り組んでいる内容を紹介してきたが、それでは実際の診療密度はどうなっているのか。毎月月末に行われる経営会議に、前月までの診療密度を分析ソフトで作成して提

出している結果が図3である。平成28年10月から平成29年5月までの当院の診療密度のグラフだが、2月および3月でようやく算定漏れがないよう包括項目の入力を徹底した効果が出てきたが、4月から5月に開始した在院日数の短縮、適正なコーディングの対応の効果はこれからと期待している。

これからの医療情報課

医療情報課は、平成28年から診療密度対策を重要な課題として取り組んできたが、平成29年4月、医療情報課内に正式にDPC分析、臨床指標、がん登録などを専門に行うデータマネジメント部門が設置された。まだ、小規模なものだが、院内の情報を一括して集中管理する部門として拡大していくことを目標にしている。

平成29年6月1日現在の医療情報課は、情報システム係および医療審査係で構成されており、情報システム係は4名で、総合医療情報システムの運営、院内ネットワークの管理、地域医療情報ネットワーク（ちょうかいネット）の事務局もここにある。

医療審査係は15名で、データマネジメント担当と診療録管理担当があり、データマネジメント担当が、DPC分析、NCD登録、臨床指標、がん登録、クリニカルパスなどを担当し、診療録管理担当は、診療録の監査、退院サマリの管理、査定・返戻対策および外来部門、入院部門に配置されている医師事務作業補助者（外来部門31人、入院部門15人）を統括している。

新たな取り組み

当院は、冒頭に記述したとおり、平成20年4月に県立、市立の病院が再編統合して、地方独立行政法人になった。統合以前から医療費の請求事務は外部の業者に委託しており、平成21年4月から、DPC対象病院となった時にも、DPCのコーディングに関する業務も引き続き医療費請求事務の一部として委託してきた経緯がある。

もともと自治体病院であり、事務職員は診療報酬に関する知識もほとんどなく派遣されてきて、専門性の高い診療報酬の事務を行うには難しい面もあった。しかし、新たに独法となったことから、プロパー職員も育成され、診療情報管理士の採用もあり、徐々に「自前でDPCのコーディングを実施してはどうか」という声が院内で聞かれるようになった。

また、希望する職員には診療情報管理士の資格を取得するための教材費および受験料を助成し、病院の将来を担う職員の育成にも取り組んでいる。

病院収入の根幹をなしているDPCコーディングを自前で行うことにより、業務の透明化およびコーディング精度を向上させることによる収益増を見込み、職員の育成にも繋がっていくものと考えている。

以上のような状況のなか、平成30年4月自前によるDPCコーディングの完全実施に向けて計画している最中である。

おわりに

まだ、結果が出ていないものが多く、現状の取り組みと今後の計画を紹介しただけで、結果をお知らせできないが、このような誌面をお借りして当院の取り組みについて、紹介させていただくことができ感謝している。

（2017年8月執筆、2018年2月加筆）

●地方独立行政法人　山形県・酒田市病院機構　日本海総合病院

所在地：山形県酒田市あきほ町30番地
病院長：島貫　隆夫
DPCII群病院
救急告示病院、災害拠点病院、臨床研修病院（基幹型・協力型）
へき地医療拠点病院、エイズ治療拠点病院、第二種感染症指定医療機関
地域がん診療連携拠点病院、地域医療支援病院
（公財）日本医療機能評価機構 一般病院2（機能種別版評価項目 3rdG:Ver1.1）認定病院

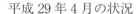

平成29年4月の状況

許可病床数	646床（一般病床　642床、感染病床　4床）
標榜診療科	27科
職員数	963人
医師数	147人（うち初期研修医　25人）
看護師数	620人（うち臨時職員　42人）

平成28年度実績

1日平均外来患者数	1,380.4人（うち新患者数　121.6人）		
1日平均入院患者数	515.7人（うち新患者数　44.0人）		
平成在院日数	11.7日	1日平均救急患者数	64.7人
病床利用率	79.8%	1日平均救急車受入れ件数	9.3件
紹介率	64.4%	手術件数	6,134件
逆紹介率	97.2%	医業収支	6億8千万円

特集　DPC 特定病院群（Ⅱ群）の経営戦略

病院経営戦略と
ミッション、ビジョン

茨城県立中央病院　病院長　吉川　裕之

はじめに

平成 24 年度の診療報酬改定から DPC 病院が Ⅰ-Ⅲ 群に分けられた時には、当院はⅡ群となったが、平成 26 年度改定では初期研修医不足でⅢ群になった。平成 28 年度改定では、初期研修医が増加して再びⅡ群に戻ることができた。

病院のミッション、ビジョン

現在、理念、基本方針として病院廊下やホームページなどに示している。理念は、『私たちは、患者さんに優しい、質の高い、県民に信頼される医療を提供します。』基本方針としては、患者さんの権利、思いやりのある医療、安全で安心できる高度な医療、チーム医療、地域医療連携、臨床教育、医療人育成、県民の健康・福祉、安定した経営、公共的責任、予防医療、救急医療、災害医療の充実などを記載している。

病院経営のことばかりを考えていると、ミッション（mission）、ビジョン（vision）、バリューズ（values）について考えることが怠りがちになる。現在、これについて作成することを考えている。ミッション（存在意義、使命）として、教育、研究に言及することや地位、収入、国籍、人種、住所などにかかわらず、最善の医療を提供するようなことを記載したいと考えている。ビジョン（目指すゴール）としては、病院と関わる人々を世界トップレベルに健康な人々にすることや職場として最適な環境を整えるようなことを記述することを考えている。

自治体病院としての問題

自治体病院では医業損益（医業収益—医業費用）は赤字でも、繰入金・補助金で補填されることで、経営が成り立っているとよく説明されている。繰入金は茨城県では、1. 救急医療等経費（救急、精神、小児疾患等の医療の提供に要する経費［政策

医療経費])、2. 法定福利費等経費（基礎年金拠出金や退職給付金等の病院会計で負担することが適当でない人件費）、3. 建設改良費（建物等の償還金のうち国の繰出基準に該当する経費）と分類されている。繰入金は総額では維持されているが、平成26年度以降、診療報酬改定による減収、消費税（損税）増税、共済年金制度改正によって経営環境が悪化するにもかかわらず、繰入金の内容では削減されつつある。高度医療機器の繰り入れは1/2に削減、その保守修繕経費は廃止され、結核病棟の空床確保経費は2割減、法定福利費増額分を4年間1/2削減など事実上削減されている。茨城県の場合、交付税措置として繰入金の約40％が措置されている。当院での昭和63年と平成7年での病院建築で県から借りた企業債の金利は高く、元金のほぼ倍を返済することになっているがこの分も一部が繰入金で補われている。病院以外で30年以上働いて最後に病院で何年か勤め退職した場合に、病院会計から退職金を支出しているものを繰入金（法定福利費等経費）で返還されていることを考えれば、自治体病院では、経営努力によってなくすことができない繰入金が多く存在しているのである。自治体病院には赤字補填として繰入金があるという説明は必ずしも正しくないことがわかる。もちろん、自治体病院でも民間病院と同様に経営努力は必要である。当院の収支状況は、平成27年度決算は2.0億円の黒字、平成28年度決算は1.6億円の赤字となっているが、診療報酬マイナス改定、消費税（損税）の増額、共済金年金から厚生年金への移行に伴う支出、繰入金・補助金の削減などのハンディキャップ（平成25年時比較では約12億円）が多くなっている中では善戦していると考えている。

DPCⅡ群に関わる指標の現状

実績要件1：診療密度2760.10（2513.24）。
実績要件2；医師研修の実施0.0240（0.0222）；2年連続フルマッチ（各11名）である。
実績要件3；高度な医療技術の実施、外保連試案（3a）16.31（12.99）；外科、婦人科、泌尿器科などでがん手術が多いこと、脳外科、循環器外科の手術も増加している、（3b）139.44（118.18）、（3c）4,079（4,695）；この手術数のみが不足していた。特定内科診療（3A）症例割合0.0220（0.0101）、（3B）0.4403（0.1940）、（3C）210（115）。
実績要件4；重症患者に対する診療の実施；0.1828（0.0855）。

病院経営改善への取り組み

1. 病院機能指標

Key Performance Indicator（KPI）としては、手術数（手術室）、平均在院日数、新入院患者数を重視している。手術室での手術数は、半月に1度、各科別の数値を前年度と比較して示している。平成27年度は7％増で3,488件、平成28年は4％増で3,621件であった。今後も年3％増以上は持

続したいと考えている。平成 29 年 4-12 月では 8%増で順調に推移している。平均在院日数、入院期間Ⅰ、Ⅱの割合に関しては、平均在院日数は、平成 27 年度 13.0 日、平成 28 年度 12.6 日で平成 29 年度は 12.0 日を目標としているが、平成 29 年 4-12 月では 12.0 日であった。入院期間Ⅰ、Ⅱの割合は、この 1 年間は 72%程度で変化がないが、75%を目指している。クリニカルパスの運用率向上にも努めている。逆紹介・治癒退院患者の割合については、退院患者に関わる診療情報提供書（I）算定状況と治癒退院が、平成 29 年 2 月より 40%を超えるようになり、5 月には 50%を超えた。紹介率は 70%弱、逆紹介率は 90%程度であるが、さらなる向上が必要である。新入院患者数は、平成 28 年度は 10,739 名で、月 895 名であったが、平成 29 年度 4-6 月は 950 名で、目標である一般病床数 475 の 2 倍で推移している。救急患者の応需率は 95%以上であり、新入院患者数の 36%を占めている。

2. 加算等の取得

　総合入院体制加算については、平成 29 年 6 月に加算 3 を、平成 29 年 7 月に加算 2 を取得した。救命救急センターでなく（実態はそうなのだが）、精神科病床がない（精神疾患患者の身体合併症は県内で最も多く受け入れているが）ので加算 1 の取得は困難ではあるが、検討はしている。病棟薬剤業務実施加算は薬剤師が 2 名増員されたことにより、平成 29 年 3 月より取得できている。平成 27 年度にがん性疼痛緩和

指導管理料の請求漏れが多いことが判明し、改善に努力している。本年度から、この 2 年ほど取れていなかった画像診断管理加算 2 が、平成 29 年度に放射線診断医が 2 名から 4 名に増員されたことにより、翌診療日までの読影・診断の率が上昇し、取得の見込みが出てきた。平成 29 年 4 月より、常勤歯科・口腔外科医が就任したことより、周術期口腔機能管理・同管理後手術加算が、常勤精神科医 1 名が就任したことにより緩和ケア診療加算が取れることになった。特定集中治療室加算 1、病理診断管理加算 2 については、一部の条件を満たすことができていないと判断している。

3. 機能評価係数Ⅱの改善

　カバー率係数改善のために定義副傷病名の入力の徹底化を推進している。地域医療係数・体制評価指数改善のためにがん地域連携の運用実績や小児医療の改善に努めている。後発医薬品への移行は、手術用麻薬が達成できて、95%を超えたが、懸案の外来造影剤についても早急に実行する予定である。

4. 未収金対策

　新たな発生は医事課の努力で、この数年減少傾向であるが、経済的に問題がある場合や不法入国者などが優先的に送られて来る病院であるので、難しい問題ではある。

5. 経費削減

　病院規模からすれば、変動額削減効果が 600 床を超える病院ほど効果は出ないにしても、中小規模病院よりは出やすいので効果を期待して取り組んでいる。診療材料

費・薬品費の削減はSPDに依存している
が、効果がさほど上がっていないことがわ
かってきた。今後はGPOも含めて対策を
考えたいところである。医療廃棄物の収集
運搬・処分などについて、削減を検討した
ところ、感染性廃棄物、非感染性廃棄物ご
との単価などを確認して他病院よりも安価
であることを確認した。照明のLED化に
よる電気代節減のために、平成29年度は
外来、事務部門を一斉にLEDに切り替
え、病棟では交換時に切り替える方針とし
た。投資した資金は、削減した電気代で回
収に3年ほどかかるが、その後は数年以
上、経費が削減できる。ペーパーレス化と
して、紙代を節約することと会議を充実さ
せることなどを目的にタブレットPCなど
を利用した会議を予定している。共同購入
については、自治体病院の弱点である。日
本ホスピタルアライアンス（NHA）などの
共同購入（GPO）を導入する予定である。

おわりに

　私は病院長として3年目であるが、年々
理解が進むと、病院の経営は極めて難しい
ことがわかってきた。企業の経営と異な
り、価格設定は自由にはできず、医療費が
払えない患者さんを断ることさえ許されな
い条件での経営である。また、独法化して
いない自治体病院では事務職が1-2年で交
代することが少なくないし、引き継ぎも不
十分である。自治体病院では病院長自身が
さまざまなことを理解していないと舵取り
ができなくなることを痛感している。そし
て、最も重要なことは、病院経営以上に、
病院のミッション（存在意義、使命）やビ
ジョン（目指すゴール）について考え、そ
れを実現するためのバリューズ（方策、あ
り方、価値観）に努力することである。

（2017年7月執筆、2018年2月加筆）

●茨城県立中央病院

所在地：茨城県笠間市鯉淵6528
病院長：吉川　裕之

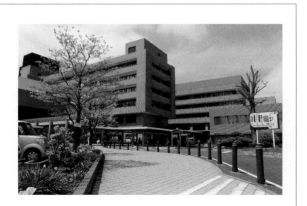

平成28年4月の状況
病床数：500（一般病床475、結核病床25）
手術室数：9
職員数　882名
医師数　163名
（正規　110名、後期研修　23名、初期研修　30名）
看護師数　522名　薬剤師数　34名　技師数　116名　看護助手　4名
事務職員等　44名
平成28年度実績
・1日平均外来患者数　1,031名
・新入院患者数　10,739名
・平均在院日数　12.6日
・病床利用率　80.2%（一般病床；84.0%）
・手術件数（手術室）3,621件
・救急患者数　14,239名
・救急車搬送患者数　4,736名（ドクヘリ搬送含む）
・DPC Ⅱ群
・地域医療支援病院
・都道府県がん診療連携拠点病院
・災害拠点病院
・茨城県地域がんセンター
・茨城県原子力災害拠点病院

特集 DPC特定病院群（Ⅱ群）の経営戦略

横浜労災病院のDPC特定病院群の維持に向けた取り組みについて

独立行政法人労働者健康安全機構　横浜労災病院　事務局次長　**加成　武**

はじめに

　横浜市には3つの二次医療圏があり、横浜労災病院が位置する港北区は横浜北部医療圏に属している。この港北区は、人口は34万人と人口・世帯数はともに横浜市のみならず、日本の政令指定都市の行政区の中で最大であり、横浜市が公表している「港北区の将来人口」によれば、生産年齢人口は2025年以後も増え続け2030年頃にピークを迎えることが予想されている「人口増加の続く若い世代が多い街」といえる。

　このような地域において、当院は救急医療・がん診療・小児医療・周産期医療・災害医療拠点等の政策的医療を地域において果たす病院として、横浜市より地域中核病院としての指定とともにミッションを与えられている。

　また、当院は独立行政法人労働者健康安全機構に属する労災病院のひとつであり、労災病院としてのミッションも与えられている。その1つが「勤労者医療の充実」で

あり、これは安倍内閣が唱える働き方改革の重要なテーマである「治療と就労の両立支援」と強く関連している。当該機構では、実際に両立支援を実施する上で医療スタッフ・従事者（医師・看護師・MSW等）が留意すべき事項等を掲載した「労働者に対する治療と就労の両立支援マニュアル」を平成29年3月に発刊し、ホームページ（www.johas.go.jp/ryoritsumodel/tabid/1047/Default.aspx）から入手できるようにするなど、その普及に努めている。

　また、復職支援活動を専門に行うスタッフ向けに、当機構等において実施してきた「職場訪問型復職支援」および「復職（両立支援）コーディネーターによる復職支援の実際」についてもマニュアルを公開するなど、労働者健康安全機構がフロントランナーとなり、がんをはじめメンタルヘルスや糖尿病、脳卒中などの病を患った方でも、治療と就労の両立を維持できる医療体制と社会的風土つくりを行っている。

　このように、ミッションの多い当院がDPCⅡ群病院となったのは平成28年度診

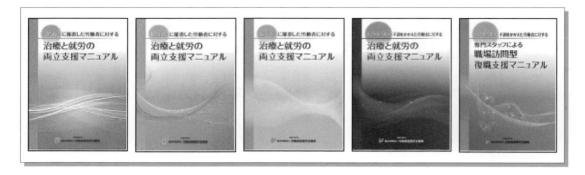

療報酬改定時であったが、当時はDPCⅡ群に向けて特別な取り組み等を行っていたわけではなかった。DPCⅡ群病院となった今も特別な取り組みを行っているわけではないが、当院のミッションにも関連が強い平均在院日数短縮についての取り組み等をいくつか上げてみる。

平均在院日数短縮のための3つの取り組み

① クリニカルパスの見直しとリハビリ技師の早期介入による在院日数の短縮

横浜労災病院のベッド数は650床あり、そのうち整形外科が98床を占めており多くの患者を受け持っている。また、当院の整形外科は、四肢・骨盤や脊椎・脊髄（運動器）の疾患・外傷を取り扱っており、平成26年4月に運動器外傷センターを開設するなど緊急手術が多いことも特徴となっている。そのため、整形外科にはDPCⅡ群の要件である「重症患者に対する診療の実施」において評価される疾患が集まる可能性も高いため、在院日数を適正に管理することでベッドの回転率をあげ、多くの手術対象患者を確保することを目標とした。

平成28年度診療報酬改定により多くの疾患の入院期間Ⅱが短縮されたため、クリニカルパスの退院がこの入院期間よりも長く設定されているもののピックアップを行った。これにより、いくつかのクリニカルパスの入院期間が長くなっているのがわかったが、そのなかでも、「大腿骨近位端骨折」の平均在院日数が27.6日（入院期間Ⅱは26日間）と長くなっていたため、医師・看護師等の関係職員が中心となりクリニカルパスの見直しを行い29年3月より運用を開始した。

その結果、クリニカルパスを変更した後3ヵ月間の平均在院日数が18.2日と変更前と比べると▲9.4日短縮するなど一定の成果が現れた。

また、当院のリハビリ科も患者の早期離床を目的に積極的な早期介入を行うことでリハビリ科の「初期加算」、「早期加算」の算定件数が増え、さらに土・日を含む継続的な訓練を行っていることも、平均在院日数の短縮に大きく貢献しているといえる。

② 退院支援看護師とMSWの連携による平均在院日数の短縮

退院調整については、看護師による早期

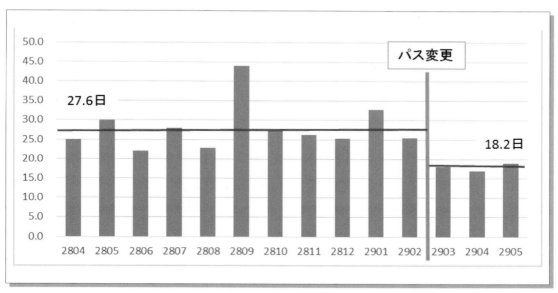

図1　大腿骨近位端骨折患者の平均在院日数の推移

のスクリーニングは実施していたが、平成28年10月に退院支援加算Ⅱの施設基準を届出るにあたり、退院支援体制全般を見直すこととなった。

　急性期病院において患者の入院期間の長期化を防ぐことは大切ではあるが、高齢化の進展に伴う独居老人数の増加や認知症患者の増加の影響等で退院を困難にさせている症例が年々増えてきており、退院を困難にしているのも事実である。そのため、当該加算の届出前は、患者の状態がある程度落ち着いて退院可能となってからMSWに

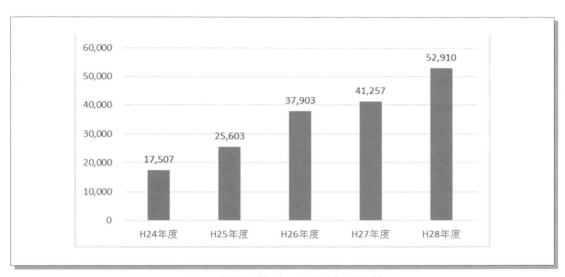

図2　初期加算（14日以内）単位数

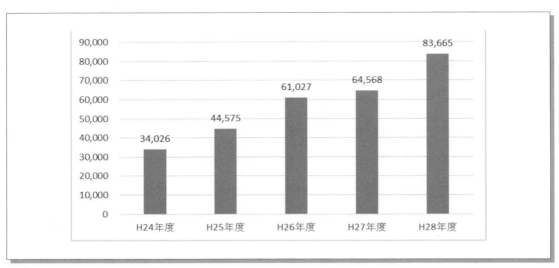

図3　早期加算（30日以内）単位数

よる退院支援が行われていたが、現在では退院調整看護師による入院3日以内のスクリーニングにおいて介入が必要と判断された患者については、急性期治療中であってもMSWへ介入の依頼を行うように業務の見直しを行った。その結果、平成29年6月時点での入院日からMSWへの依頼までの平均日数が1年前より13.3日から8.1日へと▲5.2日短縮された。これは病院全体の平均在院日数（全疾患ベース）も10.8日から10.6日へ短縮したことからも、入院期間の長期化防止に大きく貢献している。

③　算定漏れの防止とコーディング精度の向上

横浜労災病院では年2回、院長・副院長と各診療科部長との間で面談を行ってい

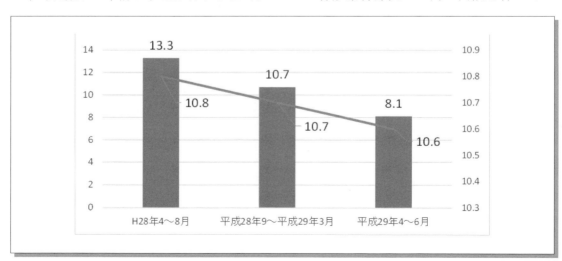

図4　入院日からMSWへの依頼日までの平均日数と平均在院日数の推移

る。その面談において、処置や超音波検査の算定漏れが意外と多く発生していることがわかった。これらの多くは、医師が自ら行う病棟での超音波検査や処置についてでありオーダーリングシステムを介すことなく実施できるため、医師が実施オーダー入力を行わない場合が多いのが原因であった。これらの診療行為の多くは、DPC/PDPS制度においては包括され患者請求ができないものではあるが、DPCⅡ群の維持の要件である診療密度の向上と正確なEファイルの作成のためにはこの算定漏れを防止する対策が必要と考えた。このため、「算定できない診療行為」をデータとして反映させることの意味について院内報等を用いて周知したり、一部の診療行為については伝票を復活させるなどして算定漏れの防止に努めた。

また、平成26年度診療報酬改定によりDPCコードにおいては、CCPマトリックスが導入されDPCコードが大幅に増加となったため、医師や入院担当者のコーディングに対する負担の軽減を目的に、コーディングソフトの導入を行った。これにより、医師等の負担軽減を行うことはもちろん、担当者により差が出がちなコーディング精度についての安定が図られ正確な分析に寄与したと考えている。

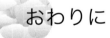
おわりに

横浜労災病院がDPC/PDPS制度に参加した平成20年当時の全疾患ベースの平均在院日数は12.3日であり、平成28年度の平均在院日数10.8日と比べ▲1.5日の短縮となっている。その間、平均在院日数の適正化や効率的な医療の提供などを目的に見直しを行ってきた。しかし、DPC/PDPS制度に参加する病院が増えるにつれて制度が複雑化し、DPC特定病院群の維持や機能評価係数Ⅱの係数向上などについては、自院において無理なく改善できるものとそうはいかないものが出てきている。また、2018年度の診療報酬改定では暫定調整係数の廃止が決まっているため、次回改定においてもDPC/PDPS制度について変更されるものと思われる。

「DPC特定病院群の維持」を強く意識した病院運営は、自院が担う医療領域を必要以上に小さくしてしまう可能性があるだけでなく、また制度が変更した場合の対応についても難しくなると考えられる。そこで、当院はミッションを中心に自院の医療の範囲と継続性を考えることこそが、行政や地域住民等に対して安心を提供できると考えている。もちろん「DPC特定病院群」というのは病院にとってはステータスであるので、できれば維持をしていきたいと考えてはいるが、一番大切にすべきは病院のミッションの実行と患者の満足度の向上であることを忘れず、これからも、病院良し、患者良し、世間良しの「三方良し」の精神で病院運営を行っていきたい。

（2017年8月執筆、2018年2月加筆）

●独立行政法人労働者健康安全機構
　横浜労災病院

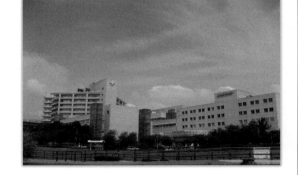

【平成29年4月の状況】
所在地：神奈川県横浜市港北区小机町
　　　　3211
院　長：梅村　敏
病床数：650床
手術室：12室
職員数：1,319人（医師　261人、看護師　720人、など）

【平成28年度実績】
・1日平均外来患者数　1907.0人
・1日平均入院患者数　551.4人（退院患者を除く）
・病床利用率　84.8％
・平均在院日数　12.2日（届出ベース）
・手術件数（手術室）　8,283件
・分娩件数　905件
・救急車受入れ件数　6,562件

【主な施設基準等】
・地域医療支援病院
・地域がん診療拠点病院
・救命救急センター
・災害拠点病院
・横浜市地域中核病院

特集　DPC 特定病院群（Ⅱ群）の経営戦略

横浜市立みなと赤十字病院の取り組み

横浜市立みなと赤十字病院　血液内科部長／院長補佐／医療情報センター長　山本　晃

横浜市立みなと赤十字病院の生い立ち

横浜市立みなと赤十字病院（以下、みなと赤十字病院）は、300 床規模の旧横浜赤十字病院と旧横浜市立港湾病院を統合して平成 17 年 4 月に開院した。病院の開設者は横浜市長、指定管理者は日本赤十字社という新しい運営形態の公設民営の病院である。平成 29 年 4 月で開院 13 年目となる新しい病院で、現在 634 床（一般 584 床、精神 50 床）で稼働している。

横浜中華街から徒歩 15 分という横浜の中心部に位置しており、横浜南部医療圏に属する。東側は海であり、陸側には横浜南部医療圏の横浜市立大学附属市民総合医療センター、済生会横浜市南部病院、横浜市立大学附属病院、横浜西部医療圏の横浜市立市民病院、神奈川県立がんセンターなどがひしめく、医療の激戦区にある。

みなと赤十字病院は赤十字精神のもと、患者中心の良質な医療を提供し、地域の健康増進に貢献することを理念としている。

開院以来、"断らない救急"をキャッチフレーズとした救急医療に力を注ぎ、さらにがんセンターや心臓病などのセンター化を進め、地域の急性期病院として高度医療を提供している。

平成 21 年に地域医療支援病院、救命救急センター、平成 22 年に神奈川県 DMAT 指定病院、平成 24 年に地域がん診療連携拠点病院、地域周産期母子医療センターとなり、横浜市周辺の地域医療の中核を担っている（表 1）。

開院以来、入外患者数、新規紹介患者数、救急患者の取り扱い数、協力関係にある登録医数などは毎年着実に増加している。

ここでは、病院経営のエンジンのうち救急医療およびがん医療と、さらにエンジンを増やし燃費をよくする経営部門について触れる。

救急医療のエンジン

みなと赤十字病院が開院したのは、ちょうど「医療崩壊」が社会問題になっていた

平成 17 年 4 月	横浜市立みなと赤十字病院が開院、病床数 584 床、23 診療科
平成 17 年 4 月	初代院長　西岡清　就任
平成 18 年 5 月	DPC 対象病院
平成 19 年 5 月	精神科 50 床運営開始、病床数 634 床
平成 21 年 2 月	地域医療支援病院
平成 21 年 4 月	救命救急センター
平成 22 年 3 月	神奈川県 DMAT 指定病院
平成 22 年 7 月	第 2 代院長　四宮謙一　就任
平成 23 年 11 月	がんセンター開設
平成 23 年 11 月	がん相談支援センター開設
平成 24 年 4 月	地域がん診療連携拠点病院
平成 24 年 7 月	地域周産期母子医療センター
平成 24 年 7 月	外来化学療法センター移転、増床開設
平成 25 年 1 月	PET/CT 導入
平成 25 年 4 月	標榜科を 36 診療科へ細分化
平成 25 年 9 月	「横浜（南）がん病病連携会」を設立
平成 26 年 1 月	手術支援ロボット「ダ・ヴィンチ」導入
平成 26 年 4 月	DPC Ⅲ群病院
平成 27 年 4 月	臨床試験支援センター開設
平成 27 年 4 月	リハビリテーションセンター開設
平成 27 年 4 月	心臓病センター開設
平成 27 年 10 月	カスタマーリレーションセンター開設
平成 27 年 10 月	新 MRI 導入
平成 28 年 4 月	DPC Ⅱ群病院
平成 29 年 4 月	第 3 代院長　野田政樹　就任
平成 29 年 4 月	入院支援センター開設

表 1　みなと赤十字病院の生い立ち

時期であった。そこに登場した当院は、"断らない救急"の実績を重ねて、平成 21 年に救命救急センターの指定を受けた。

　当院は、横浜の中心部にあるが、住宅密集地や駅とはやや離れている。そのため、救急患者については、ウォークインの割合が少なく、救急車が多いのが特徴である。循環器疾患、脳血管疾患、外傷など、救急部と集中治療部が緊密に連携して応需体制を整えている。救急車の受け入れ台数は、平成 28 年度に 12,623 台と全国のトップレベルとなり、重症度や入院率も上昇している。"断らない救急"の通り、受け入れ率は 99％以上であり、当院が救急の最後の砦になっていると考えられる。

　当院の救急は、基本的にすべての救急患者に対して ER ドクター（ER 専門医）が全診療科の初期診療を行い、必要に応じて各科に割り振る ER 型の救急体制となっている。救急と診療科との連携はスムーズで、限られたマンパワーで高度な医療を行える効率が良い体制である。さらにハード面では、タブレット端末を活用して初期診療の入力を行うなど、無駄なく次々と救急患者に対応できるシステムとなっている。

　救急医療は、入院患者の獲得になるだけではない。ER セミナーなどの勉強会で救急の症例を共有することは、研修医やス

タッフの教育、学術活動の場となっている。多数の救急患者による臨床経験と教育の場は病院の魅力であり、全国からの優秀な研修医、スタッフが集まることにつながり、救急医療が人材獲得のエンジンにもなっている。

がん医療のエンジン

みなと赤十字病院は、がん診療の体制をさらに充実させ、最先端の情報と高度な医療を提供できるように、平成23年にがんセンターとがん相談支援センターを開設した。

がんセンターは、従来の診療科ごとの縦割りの組織ではなく、全診療科、看護、薬剤、技師、医療事務などの部門の専門職種が協力し、患者さん中心の総合的なチーム医療を実践する院内組織である。平成24年に、地域がん診療連携拠点病院として横浜市内で5番目の指定を受けた。

がん医療として、外来化学療法センターの移転、増床、PET/CTの導入、手術支援ロボット「ダ・ヴィンチ」による低侵襲手術、がん患者さんのためのサロン「みなとサロン」、禁煙外来の開設などを行い、高度ながん医療と患者サービスが提供できるようにした。

院外への活動としては、平成25年には、横浜市南部地域の10病院からなる「横浜（南）がん病病連携会」を設立し、連携施設全体のがん診療機能向上、人材育成、治療成績向上を目指している。現在、川崎市内のがん診療施設も加わり、「横浜・

川崎がん病病連携会」として、がん診療の病病連携の輪を広げている。さらに、病病連携会の下部の組織として、緩和、リハビリテーション、栄養の病病連携会も活動している。これらの活動により、地域の病院同士が顔の見える関係となり、お互いがwin-winとなる連携を進めている。

エンジンを改善、増設する経営企画部門

平成26年の診療報酬改定で、みなと赤十字病院はⅢ群に分類された。Ⅱ群の要件のうち、診療密度と初期研修医数を満たさなかったためであった。また、病院が次のステージに進むために、病院のエンジンを整備し、パワーアップする起爆剤が必要であった。

そこで、良質の医療を提供する高度急性期病院の役割を続けるために、Ⅱ群病院を目指すこと、また、開院以来の慣習を見直して入院・外来の稼働を上げることを目標として、戦略室会議を立ち上げた。経営アドバイザーとして井上貴裕氏（現、千葉大学副病院長、病院長企画室長、特任教授）に参加していただき、経営データに基づいた課題と改善策を担当者がプレゼンテーションして方針を決定した。ハードルが高い課題については、かつて黒船に乗ったペリーが開港を迫ったように、経営アドバイザーが後押し役を務めた。

対策を実現していくには、医師自らが行動することが必須である。開院後10年余りで出来上がった慣習を変えるのは容易な

ことではないこともあった。重要なのは、①見慣れていないデータをわかりやすく説明して必要性を理解してもらうこと、②病院全体だけでなく、診療科、医師にとってwin-winになることをアピールすること、③対策は具体的で実現可能であること、である。

課題と改善策は、病院運営会議や診療科部長会議だけでなく、診療科別ミーティングで、医師、師長、クラークに発信された。実際の患者が思い浮かぶ個別のリアルなデータを使うことにより、各診療科の強みと弱みや、診療科にどのようなメリットがあるかが伝えられた。

課題としては、在院日数の短縮、処置や検査の確実な入力、後発品化の推進、外来診療単価の向上、日曜日入院などを取り上げ、地道に改善していった。

これらの課題が改善した結果、平成28年にみなと赤十字病院はDPCⅡ群病院となった。

平成29年からは第3代目の院長が就任し、入院支援センター、経営企画室の開設や各部門（診療科、看護、事務、パラメディカル）の経営成長研修会を開始している。また、新たなエンジンとなるハイブリッド手術室を作る予定である。

経営成長のために

みなと赤十字病院はDPCⅡ群病院になったが、Ⅱ群になることは、ゴールではなく、地域のニーズに合った質の高い医療を提供する急性期病院として生き残るためのスタートラインに立っただけである。

今後の医療情勢を考えると、日々の診療に追われるだけでなく、5年後、10年後の将来を見据えて、適切なエンジンを整備してさらに走り続けることが必要である。

適切なエンジンの整備とは、設備や機器、人材をそろえて増設・更新することだけではない。既存のエンジンであっても運用の改善でパワーアップすることができる。例えば、手術室の待ち時間を減らして稼働率の向上が進んでいる。

また材料を見直して、安い燃料に変更しても燃費を良くしたり、材料や業務を縮小して、使われない部品は廃棄してスリム化することも必要である。

エンジンを動かすためには、方針を理解できる優秀な人材育成も重要である。サケの放流後、産卵に戻ってくるように、当院で研修を行った医師が、キャリを積んで戻ってくるようになってきている。経営方針のわかる多職種のスタッフでチーム医療を行い、高いモチベーションを持ち、やりがいを感じながら、経営が改善する正のスパイラルになることが必要である。

（2017年8月執筆、2018年2月加筆）

●横浜市立みなと赤十字病院

所在地：横浜市中区新山下 3-12-1
院　長：野田　政樹
病床数：634 床（一般 584 床、精神 50 床）
手術室：11 室
職員数：1322 人　（うち常勤 1084 人）
　　　　（平成 29 年 4 月 1 日現在）

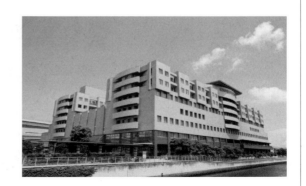

平成 28 年度実績
1 日平均外来患者数：1,137 人
入院患者延べ数：196,307 人
平均在院日数：10.5 日
病床利用数（稼働）:84.8％
手術件数：5,988 件
分娩件数 666 件
救急車受け入れ台数 12,623 台

主な施設指定、施設基準
地域医療支援病院
救命救急センター
小児救急医療拠点病院
地域がん診療連携拠点病院
地域周産期母子医療センター
臨床研修病院
災害拠点病院
日本医療機能評価機構、病院機能評価認定施設

特集　DPC特定病院群（Ⅱ群）の経営戦略

地域医療構想から考える
長野赤十字病院の使命

日本赤十字社　長野赤十字病院　院長　吉岡　二郎

はじめに

　当院は平成24年2月にⅢ群と通知された。直ちにⅡ群要件と当院の診療実績を比較検討し問題点は容易に描出された。早速問題点の改善に取り組み同年12月にはⅡ群要件を満たす状態となり、平成26年Ⅱ群に認定された。その取り組みは本誌Vol 4.5に執筆した。その後も毎月開催する委員会でⅡ群要件に関わる診療実績を検討しているが、要件1－4の基準値を安定して満たしている。また、平成28年には総合入院体制加算1の施設基準を取得した。今回の執筆依頼はDPCⅡ群に留まらず、「2025年に向けた医療提供体制改革」における高度急性期・急性期病院の経営戦略と理解し、まず地域医療構想から考える当院の使命を述べ、次いでDPCⅡ群の位置づけと現状、当院の将来構想につき概述する。

地域医療構想（医療提供体制改革）から考える当院の使命

　平成26年6月医療介護総合確保推進法が制定され、医療提供体制改革として地域医療構想が策定されることとなった。本県においては平成29年2月医療審議会より県へ構想案が答申された。策定された地域医療構想には主に2つの問題点がある。第一は、地域医療構想では病床機能区分を定量的な診療報酬点数（医療資源投入量）に基づいて高度急性期・急性期・回復期・慢性期に分類しているが、病床機能報告は医療施設が定性的に判断した病棟単位での報告であり、両者間の乖離が問題である。今後、各施設が自院の担う機能を見定めて「機能分担と連携」を推進するためには、機能区分を医療資源投入量以外の因子を加えて医療人に理解が得られるよう精緻化する必要がある。第二に、地域医療構想に定めた必要病床数の妥当性は不明であり、医療需要の経年的変化に意を払い、医療需

要・必要病床数に適宜修正を加えることが肝要である。この2つの課題に取り組みながら、各区域で構想調整会議を定期的に開催し、区域内での協議を継続する必要がある。当院が属する長野医療圏の病床必要数は、高度急性期病床は961→543床、急性期病床2,148→1,634床、回復期病床573→1,196床、慢性期1,220→1,047床とされている。現実には高度急性期のみの施設は想定し難いので、高度急性期と急性期を合わせて勘案すると、3,109→2,177床と約70%に減少する。当医療圏には地域医療支援病院は3施設あり、主に3病院で高度急性期・急性期医療を担うことになると推定される。現在のところ当区域内で急性期病床から回復期病床へ転換する積極的な動きはみられない。平成30年同時改定で、7：1入院基本料の重症度、医療・看護必要度がさらに厳格化されれば、7：1病棟から地域包括ケア病棟等への転換を余儀なくされる。したがって、平成30年秋に当区域で病床機能構成に大きな変化が生じると推定される。筆者は当院が長きに亘り地域で果たしてきた役割、積み重ねてきた医療資源の質と量、診療内容から引き続き高度急性期・急性期機能を担うことが使命と考えている。

DPCⅡ群・総合入院体制加算1の位置づけと現状

筆者は「2025年に向けた医療提供体制

（平成29年5月）

要　件		基準値 （H28年度）	試算値（※） H 28.10 〜
【実績要件1】診療密度		2513.24	2643.9
【実績要件2】医師研修の実績		0.0222	0.0324
【実績要件3】高度な医療技術の実施（6項目のうち5項目以上を満たす）			
外保連試案	（3a）：手術実施症例1件あたりの外保連手術指数（外科医師数および手術時間補正後）	12.99	15.54
	（3b）：DPC算定病床当たりの同指数（外科医師数および手術時間補正後）	118.18	136.87
	（3c）：手術実施症例件数	4,695	3,729
特定内科診療	（3A）：症例割合	0.0101	0.0274
	（3B）：DPC算定病床当たりの症例件数	0.1940	0.66
	（3C）：対象症例件数	115	280
【実績要件4】重症患者に対する診療の実績		0.0855	0.2540

（※ DPC分析ソフトによる試算値）

表1　DPCⅡ群実績要件

改革」において高度急性期・急性期を担う病院は地域医療支援病院・DPCⅡ群病院・総合入院体制加算病院等であり、病床はICU・NICU等の特定入院料、7:1入院基本料算定病床が該当すると考えている。前項で述べたように、当院は引き続き高度急性期・急性期機能を担うことが使命であり、これらの内容に適した診療を提供する必要がある。DPCⅡ群要件については、毎月保険診療・DPC運用検証委員会（構成員は院長・副院長・事務部長などを含む各職種・各職位混成40名）を開催し、要件1—4に関わる診療実績を検討している。平成29年5月時点の実績を表1に示す。平成28年の基準値を安定して満たしている。したがって、現時点で当院の診療内容はDPCⅡ群に適した状況にあると理解している。平成30年診療報酬改定において、DPCⅡ—Ⅲ群の位置づけ・基準値・基礎係数の見直しが予測されるので中医協・分科会での議論に注目している。平成28年改定で総合入院体制加算が1-3に細分化され、加算1は地域で総合的に高度医療を提供する施設を評価する目的で設定

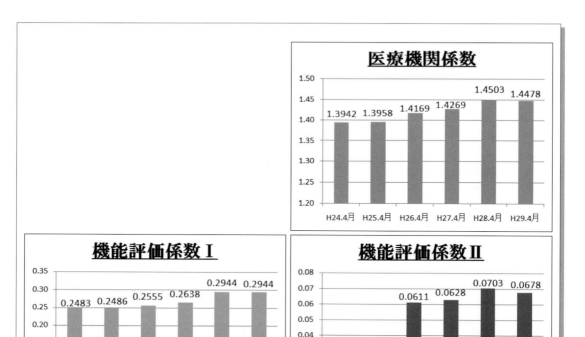

図1　DPC係数の推移

された。平成26年には化学療法レジメン数4,000件/年以上と高い設定であったが、平成28年に見直されて当院は施設基準を取得した。DPC医療機関係数・機能評価係数Ⅰ・機能評価係数Ⅱは、平成25年以降右肩上がり（機関係数1.3942→1.4503、機能評価係数Ⅰ0.2483→0.2944、機能評価係数Ⅱ0.0258→0.0703）（各々平成24年と平成28年の数値）であったが、平成29年機能評価係数Ⅱは0.0678と低下した（図1）。その要因は救急医療係数・効率性係数・カバー率係数の低下による。救急医療係数の低下は救急医療管理加算の算定数減によるが、同加算の査定増による算定自粛が関与しているので悩ましい状況である。平成30年改定では暫定調整係数が機能評価係数Ⅱに置き換えられるので、その動向を注視している。

当院の将来構想（新病院建設構想）

当院は平成25（2013）年を新病院建設元年と位置付け、平成37（2025）年新病院建設着工・平成39（2027）年竣工を目指している。新病院の診療機能は、現時点の地域医療支援病院・救命救急センター・地域がん診療連携拠点病院・地域周産期母子医療センター・基幹災害拠点病院・基幹型医科歯科臨床研修病院を主要な使命とし、DPCⅡ群・総合入院体制加算1を堅持する方針としている。平成29年度内に移転建設地に一定の目途をつけ、平成30年から医療提供体制改革・地域包括ケアシステム構築の進捗状況を見極めて、新病院基本構想Ver.2を慎重に策定することとしている。

おわりに

「すでに起こった未来」（超高齢社会・少産多死社会・人口減少社会・認知症社会等）に向けた「社会保障と税の一体改革」の大きな変革の流れのなかで、当院が担う診療機能は大局的に俯瞰して見定める必要がある。病院の診療機能・規模を多職種協働で熟考し、新病院建設に向けた基本構想を検討する。近未来に地域住民に信頼され必要とされる高機能病院を目指すことが当院の運営戦略の骨子である。

（2017年7月執筆、2018年2月加筆）

●日本赤十字社　長野赤十字病院

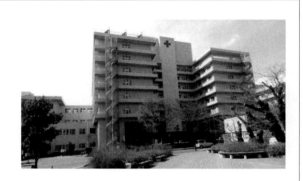

平成29年4月の状況
所在地：長野県長野市若里5丁目22番1号
院　　長：吉岡　二郎
病床数：680床
標榜診療科：35科
職員数：1,346名（正規職員数1,228名）
医師数：170名（正規106名、後期研修医31名、初期研修医25名）
看護師数：807名（正規791名）
医療クラーク：44名

平成28年度実績
1日平均外来患者数：1,469人（新患数192人）
1日平均新入院患者数：44人
平均在院日数：一般病床12.4日、精神科病床32.2日
病床利用率：90.4％
紹介率：83％、逆紹介率93％
1日平均救急患者数　47人
1日平均救急車受入れ件数：18件
全麻件数：2,793件（手術室取扱）
手術件数：5,242件（手術室取扱）
分娩件数：680件
医業収支：＋3億7,760万円

施設基準
DPCⅡ群、総合入院体制加算1
地域医療支援病院、救命救急センター、地域がん診療連携拠点病院、地域周産期母子医療センター、基幹・地域災害拠点病院、基幹型医師・歯科医師臨床研修指定病院、病院機能評価3rdG Ver1.1、卒後臨床研修機能評価　等

特集　DPC特定病院群（Ⅱ群）の経営戦略

大阪市立総合医療センターが
高度急性期病院であり続けるために

地方独立行政法人大阪市民病院機構　理事長／大阪市立総合医療センター　病院長　**瀧藤　伸英**

大阪市立総合医療センター　医事部　医事課　医事企画担当　課長代理　**佐々木麻紀**

はじめに

　大阪市立総合医療センターは、平成5年に大阪市の5つの市民病院を再編して設立された。現在は12の臓器別センター、58の診療科を擁し、大阪市の中核病院としてさまざまな疾患に対応している。特にがん医療では「地域がん診療連携拠点病院」に加え、全国15か所の「小児がん拠点病院」の指定も受けている。また、17診療科、約150床の小児医療センターを擁し、成人だけでなく新生児・乳幼児・AYA世代も含め幅広く高度な専門医療を提供している。また総合的かつ専門的な急性期医療を評価した「総合入院体制加算1」を平成28年4月に取得している。

経営改善の取り組み—経営改善プロジェクトチーム会議

　高度急性期病院としてあり続けるために

は、時代に合わせてソフトとハードの見直しが必要である。開設から20年以上経ち、建物も施設基準の面積要件に合わせた改修が必要となってきた。また機能分化と連携を進めるため業務フローの見直しも必要であったが、病院の規模が大きく、経営改善策の実行や浸透には時間がかかり進みにくい状況であった。そこで平成26年5月から毎週1回2時間ずつ、すべての職種、職場から代表者を集めた50名超の経営改善プロジェクトチーム会議を開催している。会議は現場に直結したテーマを取り上げ、参加者の意見を聞きながら即断即決で課題を解決するよう心掛けている。また会議では毎月経営指標を解説しながら報告することで、参加者の経営感覚の醸成にも繋げている。

　平成24年度診療報酬改定からDPC制度に医療機関群が導入されたが、当センターは、平成24年度、平成26年度と診療密度の不足によりⅢ群であった（表1）。地域医療構想で高度急性期病院として位置

実施要件	H26年度基準値	H26年度実績	差	結果	H28年度基準値	H28年度実績	達成率	結果	H30年度基準値	H30年度実績	達成率	結果
【実施要件1】診療密度	2482.09	2448.62	99%	×	2513.24	2585.89	103%	○	2413.38	2523.96	105%	○
【実施要件2】医師研修の実施	0.0233	0.0293	126%	○	0.0222	0.0292	132%	○	0.0180	0.0254	141%	○
【実施要件2】症例研修の実施	—	—	—	—	—	—	—	—	—	—	—	—
外保連 (3a) 手術1件あたりの外保連指数	12.39	14.83	120%	○	12.99	15.57	120%	○	14.08	15.11	107%	○
(3b) DPC算定病床あたりの同指数	102.6	142.31	139%	○	118.18	167.85	142%	○	119.18	159.96	134%	○
(3c) 手術実施症例件数	2,529	9,430	373%	○	4,695	10,610	226%	○	4,837	10,414	215%	○
特定内科 (3A) 症例実績	—	—	—	—	0.0101	0.0163	161%	○	0.0095	0.021	221%	○
(3B) DPC算定病床あたりの症例件数	—	—	—	—	0.1940	0.3455	178%	○	0.2020	0.4898	242%	○
(3C) 対象症例件数	—	—	—	—	115	340	296%	○	124	482	389%	○
【実施要件4】重症患者に対する診療の実施	0.1197	0.25580	214%	○	0.0855	0.2257	264%	○	0.0954	0.2335	245%	○

表1　DPC医療機関群の結果

づけられるためには、DPCⅡ群病院の要件は必須と考えられた。そこで唯一の課題であった診療密度向上策を経営改善プロジェクトチーム会議で取り上げることにした。

診療密度向上策1（入力漏れの防止）

まず平成26年8月から処置等の入力漏れ防止策を行った。現場では電子カルテの処置オーダーがわかりにくいと不評であった。そこでオーダー画面を入力しやすいよう電子カルテの改修を行った。また、入力したつもりでも正しく入力できていないことが多かったので、入力結果をモニタリングして、経営改善プロジェクトチーム会議や診療部長会、看護師長会などを通して現場へのフィードバックを繰り返し行った。その結果診療密度は、65点UPした。（取り組み前6カ月平均2,443点→取り組み後6カ月平均2,508点）しかし、Ⅱ群の基準値をクリアするためには更なる改善策が必要であった。

診療密度向上策2（在院日数短縮）

次の施策として在院日数の短縮策を行った。早期退院支援の強化と併せて、DPC期間Ⅱ超のクリニカルパスを期間Ⅱ以内に退院できるよう、パスの見直しキャンペーンを行った。また在院日数短縮と併せて新入院患者獲得のために、当日の空床状況を毎朝医局や外来診察室に回覧し、新入院獲得の意識づけに努めた。現場の努力の甲斐もあって、大きく稼働率を下げることなく在院日数短縮に成功した。この結果、診療密度が137点UP（平成26年度2,449点→平成28年度2,586点）と、機能評価係数Ⅱの効率性係数0.00164ポイントUP（平成26年度係数0.0079→平成28年度係数0.00954）に成功し、平成28年4月にDPCⅡ群病院となることができた。

Ⅱ群昇格後の3本の矢

DPCⅡ群になることは目的ではない。

機能評価係数Ⅱ	H28年度 係数	H29年度 係数	H30年度 係数	前年度比 係数	H28年度 偏差値	H29年度 偏差値	H30年度 偏差値	前年度比 偏差値
保険診療係数	0.00836	0.00834	0.01619	0.00785	67.8	67.1	55.2	▲ 11.9
効率性係数	0.00954	0.00988	0.02109	0.01121	56.6	57.7	58.8	1.1
複雑性係数	0.00717	0.00829	0.01423	0.00594	47.9	51.3	48.0	▲ 3.2
カバー率係数	0.01124	0.01204	0.02488	0.01284	71.0	75.4	77.3	1.9
救急医療係数	0.00666	0.00740	0.01480	0.00740	47.3	49.0	49.2	0.2
地域医療係数	0.00714	0.00796	0.01635	0.00839	48.4	50.2	50.8	0.6
後発医薬品係数	0.01058	0.00949	－	－	57.1	54.6	－	－
重症度係数	0.00473	0.00586	－	－	45.4	46.5	－	－
計	0.0654	0.0693	0.1075	0.0382	47.8	52.3	54.7	2.4

表2　機能評価係数Ⅱの推移

これからも高度急性期病院であり続けるため、更なる医療の質向上や効率性の向上を目指している。高度先進医療の推進や手術室・ICUの増室、医療スタッフ増員等、医療機能の強化に加え、平成28年度からは次の3つの施策（3本の矢）に取り組んでいる。

「第1の矢」は、適切なコーディングのために副傷病名の点検を行った。どのような副傷病名がDPCごとに定義されているのか、点検票を作成し医師への注意喚起を行った。その結果、取り組み前10%程度の副傷病名率が、取り組み後は平均15%超に改善した。

「第2の矢」は、引き続き在院日数短縮策である。一部現場からこれ以上の在院日数短縮は難しいという声が上がっていた。そこで診療密度への影響度が大きい全国で取扱いの多い疾患に的を絞って在院日数短縮策を進めた。

「第3の矢」は、当センターが診るべき患者（複雑性が高く、一般病院では取扱いが難しい患者）の集患である。これは、外来や地域医療連携を含めた長期的な施策として取り組んでいる。

その結果、平成30年度も引き続きDPC特定病院群となることができた。また、機能評価係数Ⅱも年々上がってきている（表2）。

おわりに

多くの職員（特に医師）を1つの方向に向かせることは容易ではない。病院長が自ら関係者を集め、何度も説明会を開き「今なぜ、この取り組みを行うのか」、「この取り組みには、どんな意味や効果があるのか」、施策の意図を直接伝え、職員の意識改革に努めた（図1）。

今までの取り組みを振り返ると、職員が一丸となり診療密度を意識した結果、DPC特定病院群（Ⅱ群）になったことは、病院の一体感の醸成に繋がった。また、日常業

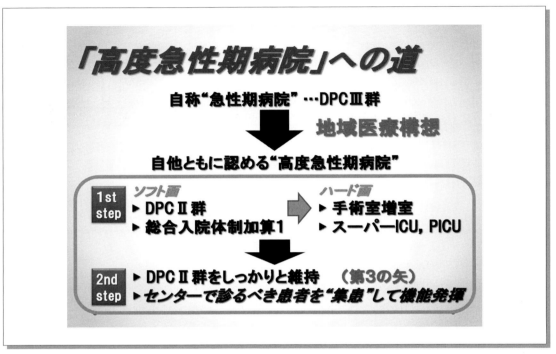

図1　職員説明会資料より

務に加え毎週行われる経営改善プロジェクトチーム会議への参加は大変だったと思うが、この会議が経営改善への大きな原動力になったので、職員には大変感謝している。今後も自他ともに認められる高度急性期病院であり続けるために、職員一丸となって引き続き努力していきたい。

（2017年8月執筆、2018年2月加筆）

●地方独立行政法人　大阪市民病院機構
　　大阪市立総合医療センター

所在地：大阪市都島区都島本通 2-13-22
病院長：瀧藤　伸英

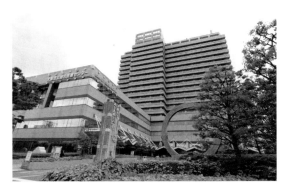

病床数：1063 床
　　　　（ICU28　HCU12　ER 外傷センター 13　SCU6　MFICU6　NICU12　GCU20　精神・児
　　　精 55　緩和 24 含む）
診療科数：58 診療科
職員数：2,215 人（医師・歯科医師 412 人、看護職員 1,216 人含む）（平成 29 年 4 月 1 日）

1 日平均入院患者数：833.2 人（平成 28 年度）
1 日平均外来患者数：1818.4 人（平成 28 年度）
平均在院日数：10.9 日（平成 28 年度）
手術件数：10,409 件（平成 28 年度）
救急車搬送件数：4,384 台（平成 28 年度）

地域がん診療連携拠点病院、小児がん拠点病院、大阪府災害拠点病院、総合周産期母子
医療センター、救命救急センター、第一種二種感染症指定医療機関、エイズ治療中核拠
点病院ほか

特集　DPC 特定病院群（II群）の経営戦略

ベルランド総合病院における現状と今後の取り組みについて

ベルランド総合病院　管理部部長代行　**池上　正樹**
ベルランド総合病院　院長　**亀山　雅男**

はじめに

当院は昭和 57 年に開院し、平成 16 年に地域医療支援病院、平成 19 年に地域周産期母子医療センター、平成 21 年に大阪府がん診療拠点病院の認定を受け、大阪府堺市医療圏において急性期医療の中核を担っている 477 床の総合病院である。平成 28 年 4 月に DPC II 群病院の指定を受けた。

新病院による機能強化

平成 26 年に敷地内で新病院に移転し、当院が従来から取り組んできた周産期、がん、救急医療を中核とした医療機能の向上を目指した。MFICU を新設し、ICU・HCU・NICU・手術室・救急室・内視鏡室・外来化学療法室を拡充し、開業医からの検査紹介の待ち日数短縮にも考慮し CT・MRI を増台した。また、救急対応の動線を最小限にし、迅速な診断や検査・治療を可能にした。当院では、8 年前から「ベル

ランド・イノベーション」と銘打ち、関西エリアのトップランナーとなるべくさまざまな取り組みを行ってきたが、新病院移転以降、新入院数、特に救急や重症疾患症例の増加と、それを受け入れるための在院日数の短縮に取り組み、飛躍的な診療実績の向上が見られ、結果として入院単価が上昇した（図 1）。

以下、その取り組みについて紹介したい。

救急医療

当院が注力している一つが救急医療である。旧病院では年間約 6,000 件の救急搬送件数であったが、特に緊急対応が必要となる心臓疾患、脳血管疾患については、平成 26 年からハートコール、平成 27 年から脳卒中コールを導入し、24 時間 365 日専門医師が専用電話を携帯し救急隊からの搬送依頼を直接受けることで、スムーズな受入体制を整備している。その結果、一時低迷した救急搬送件数も年間約 7,000 件まで増

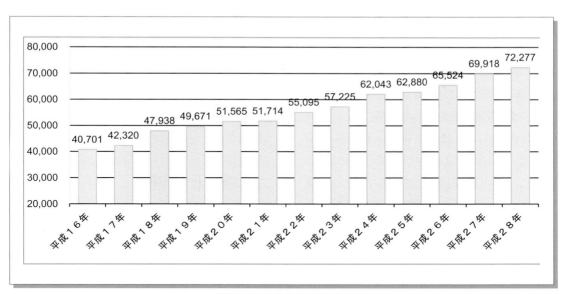

図1　入院単価の推移

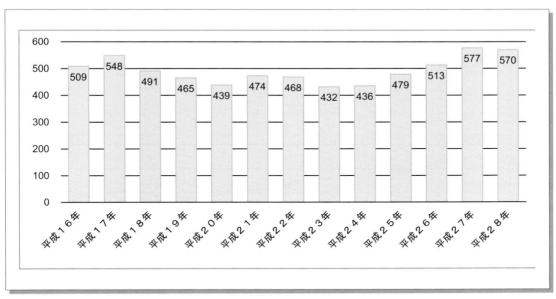

図2　月平均救急搬送件数の推移

加した。(図2)。こうした循環器系疾患の受入れを強化することにより、カテーテル治療件数や心臓血管外科の手術件数が増加し、脳血管疾患については脳神経外科医の増員と血管内治療を導入したことで、手術指数が向上した。また、消防・救急隊へ定期的な訪問活動を行い、当院の実績や取り組みについて情報提供したり、消防と合同でドクターカーの症例検討を毎月行うことにより良好な関係を築いている。

地域連携

平成16年に地域医療支援病院の指定を受けて以降、紹介患者の獲得に向けた取り組みを行っている。院長や各診療科部長が登録医や近隣病院を訪問し、当院の診療内容や新たな取り組みの紹介とともにクレームにも真摯に対応し、顔の見える関係作りをこころがけている。さらに、同系法人内の後方病院だけでなく、近隣の回復期病院とも個別に地域連携クリニカルパスを作成し、スムーズな病病連携を行うことで地域包括ケアシステムの構築に寄与している。

病床管理

新病院移転時に緩和ケア病棟の新設、周産期部門の病床増床により一般病床が減少したため、より一層の病床の高回転が求められるようになった。平成24年から病床の効率的な運用と医師・看護師の業務負担軽減を目的として、入退院支援センターを新設した。新病院では、入退院支援センターのスタッフを12名に増員し、併存疾患の多い高齢者に対し、社会的背景を入院

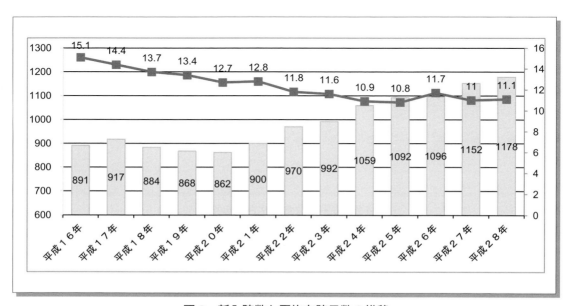

図3　新入院数と平均在院日数の推移

前に把握し、患者・家族への満足度を維持しつつ在院日数の短縮に丁寧に対応している（図3）。現在では、予定入院の9割に当たる月間約500名の患者に対し、センターで入院前説明を実施している。また、外来日帰り手術の移行促進や、診療部長に病院ダッシュボードのデータを提示したヒアリングを行い、クリニカルパスを見直すことで診療内容の改善や在院日数の短縮を図っている。こういった取り組みは、診療密度の向上につながっていると考えられる。

今後の取り組み

在院日数が今後さらに短縮されることが予想されることから、経営的にも高い病床利用率を維持することが必要であり、さらなる患者の獲得が求められる。大阪府がん診療拠点病院として地域医療機関からの紹介、堺市がん検診の2次精査、堺市医療圏唯一の地域周産期母子医療センターとしてのハイリスク患者受け入れ、近隣医療機関と連携したOGCS、NMCSの受入れ機能

を強化していきたい。また、さらなる高度医療の推進に向けて、平成29年3月に認定を受けた経カテーテル大動脈弁置換術（TAVR）の件数を増加させることや、平成29年1月に立ち上げた脳卒中センターを本格稼働させ、脳血管疾患受け入れを強化していきたい。一方、行政・地域との協働による市民公開講座や地域会館での健康講座の開催などを実施していくことで、地域住民へのより効率的な啓発活動を継続して行う予定である。

おわりに

これまで当院が取り組んできた成果としてDPC II群の指定を受けることができた。今後、当院が II群病院であり続けるためには、今までの取り組みを継続するのはもちろんのこと、今まで以上に診療機能を高め、かつ診療エリアを拡大することが肝要である。すなわち、地域に求められている役割を一つずつ果たしていくことが今後の我々の使命であると考える。

（2017年7月執筆、2018年2月加筆）

●ベルランド総合病院

所在地：大阪府堺市中区東山500番地3
院　長　：亀山　雅男

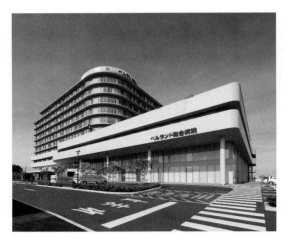

病床数：477床（うちICU12床、HCU8床、MFICU6床、NICU9床、GCU6床、小児入院医療管理料2　18床、緩和ケア病棟15床）
職員数：職員数（常勤換算）　1191.6名（平成29年4月1日現在）うち医師数　146.8名
主な施設認定：地域医療支援病院、地域周産期母子医療センター、大阪府がん診療拠点病院、基幹型臨床研修指定病院

【平成28年度実績】
1日平均外来患者数：866人
1日平均入院患者数：456人（病床利用率96％）
平均在院日数：11.1日
紹介率：81.4％
逆紹介率：88.9％
年間手術件数：5,458件
年間救急搬送件数：6,837件
年間分娩件数：1,398件

| 特集 | DPC 特定病院群（Ⅱ群）の経営戦略 |

DPCⅡ群病院指定までの取り組みと今後の方向性

兵庫県立西宮病院　病院長　**河田　純男**

当院の沿革と基本理念

　当院は、昭和 11 年、兵庫県南部の阪神南地域に位置する西宮市の中心部に「兵庫県立西宮懐仁病院」として開設された。以降、総合的な診療機能を備えた高度先進医療を担う地域の中核病院としての機能を果たしてきた。近年では、平成 23 年、救命救急センターを設置し、ICU10 床、一般病棟 15 床を受け持ち全診療科で対応できる救急診療体制を整備したほか、平成 24 年には、「地域糖尿病センター」を設置し、糖尿病の地域連携の強化を図るとともに、平成 26 年には、消化器外科と消化器内科が緊密に連携し先進的な医療を提供するため、「消化器病センター」を設置するなど、診療機能の充実を図ってきた。
「患者さんにまごころをこめた医療の提供」と「患者さんの意向を尊重し、信頼される医療の実践」を基本理念に、地域完結型の医療の実現に向けた努力をしている。

DPCⅡ群病院指定までの取り組み（表 1）

　当院の診療実績は、平成 26 年度診療報酬改定時点において、Ⅱ群の選定要件のうち、1「診療密度」、2「医師研修の実施」、3c「高度な医療技術：手術実施症例件数」の 3 項目は基準値を超えていたが、3a「高度な医療技術：手術実施症例 1 件あたり外保連手術指数」、3b「高度な医療技術：DPC 算定病床あたりの外保連手術指数」、4「重症患者に対する診療の実施」の 3 項目が基準値を下回っていた。この実情を踏まえて、その後当院が取り組んだ項目の主なものは以下のとおりである。

①消化器病センターの設置

　平成 26 年 1 月、「消化器病センター」を設置した。

　消化器病センターでは、事前予約がなくても、患者さんの来院当日に内視鏡検査や CT 検査を実施し、外科治療が必要な場合でも、内科・外科の垣根を越えて迅速な診断・治療が行える体制とした。これによ

特集　DPC 特定病院群（Ⅱ群）の経営戦略

			平成 26 年度			平成 28 年度		
			※基準値	評価	当院	※基準値	評価	当院
実績要件1	診療密度		2,482.09	○	2,504.95	2,513.24	○	2,553.45
実績要件2	医師研修の実施		0.0233	○	0.0325	0.0222	○	0.0425
実績要件3	高度な医療技術の実施					（6 項目のうち 5 項目以上）		
	外保連試算	（3a）手術1件あたりの外保連手術指数	12.39	×	9.43	12.99	×	10.91
		（3b）DPC 算定病床あたりの外保連手術指数	102.68	×	94.97	118.18	○	129.35
		（3c）手術実績件数	2,529	○	4,027	4,695	○	4,743
	特定内科診療	（3A）症例割合				0.0101	○	0.0155
		（3B）DPC 算定病床あたりの症例件数				0.194	○	0.3825
		（3C）対象症例件数				115	○	153
実績要件4	重症患者に対する診療の実施		0.1197	×	0.0724	0.0855	○	0.0940

表 1　兵庫県立西宮病院の医療機関群評価の推移

り、紹介患者数の増加やスムーズな外科治療への連携が図られている。

②術前センター対象手術の拡充

平成 24 年 4 月に設置した「術前センター」においては、手術入院が決まった患者さんの術前検査説明や検査日程調整等の手術前業務を一括して行っている。

これにより、患者さんの予定を十分考慮した事前検査、入院日の調整が行えるようになり、患者サービスの向上に寄与するとともに、担当医師等の業務軽減と効率的な手術スケジュールの構築が可能となった。

術前センターの対象とする手術は、年に数例ずつ拡充している。

これらの取り組み等により、消化器疾患の手術をはじめとする外保連の評価が高い手術件数が増加し（表2）、3b「高度な医療技術：DPC 算定病床あたりの外保連手術指数」の基準をクリアする要因の一つとなったと考えている。

③救命救急センター等における重症患者の受入促進

全国的にも、重症患者の救急搬送件数が減少している中で、平成 25 年 11 月には、

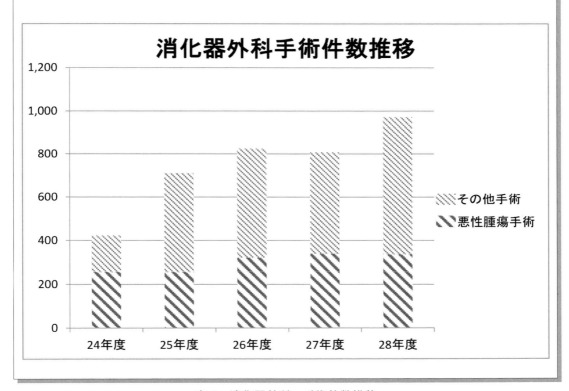

表2　消化器外科　手術件数推移

ドクターカーの導入と搬送直後から救急科と整形外科が連携して診療にあたる「四肢外傷センター」の設置、平成26年9月には、小児科、産婦人科、救急科が連携して周産期の重症患者の診療にあたる「周産期救急医療センター」の設置など、外傷や緊急・重症疾病の救命処置・集中治療は救急医が舵取りを行いつつ、各専門科との強い連携・協力体制を構築し、重症患者の積極的な受け入れを行ってきた（表3）。

その結果、4「重症患者に対する診療の実施」の基準値を上回ることとなった。

なお、平成28年度の診療報酬改定時には、Ⅱ群の選定要件に、「特定内科診療」の項目が追加されたが、元来、当院は、消化器内科、血液内科、腎臓内科、糖尿病・

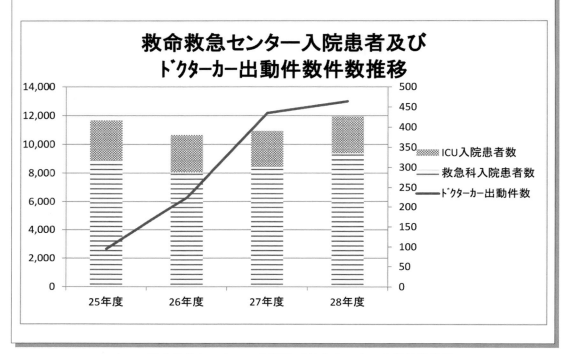

表3　救命救急センターの入院及びドクターカー出動件数推移

内分泌内科、腫瘍内科、循環器内科を揃え、さまざまな症例に対応していることから、「特定内科診療」の基準3項目は、すべて基準値を上回る診療実績であった。

このような取組等の結果、平成28年4月、Ⅱ群病院に指定された。

今後の方向性

DPC対象病院としては、Ⅱ群の選定要件のうち、基準値を下回っている　3a「高度な医療技術：手術実施症例1件あたり外保連手術指数」をクリアするため、平成29年4月には、新たに形成外科を標榜するなど、外科系診療科の一層の強化に努めたいと考えている。

もとより、当院は、県立病院として、県民の皆様の期待に応える高度で良質な医療を提供していくことを第一の使命としている。

そのためには、DPC 医療機関群の指定区分に拘わらず、当院が提供する医療水準が、診療報酬制度の中で適正に評価され、健全な経営環境が整備されることはもちろん、より一層、県民の皆様の期待に応えられるよう、診療機能の充実に向けた不断の努力が必要であると考えている。

　今後は、

①　がん診療の充実

　兵庫県指定がん診療連携拠点病院として、内視鏡下手術用支援機器（ダヴィンチ）等を活用して最新治療を提供するほか、集学的治療をより効果的に実施するため各診療科、各部門が横断で連携して診療にあたるため、平成 29 年 4 月に設置した「がん総合センター」を中核に、手術、放射線療法、化学療法を効果的に組み合わせた集学的な専門医療を提供する。

②　生活習慣病治療の充実

　平成 24 年に整備した「地域糖尿病センター」を充実・改編して、これまで取り組んできた糖尿病医療に加え、幅広く、生活習慣に起因する疾患に対して専門医療を提供する。

③　救命救急センターのさらなる充実

　地域災害拠点病院、DMAT 指定医療機関として、災害医療の中核を担うとともに、増加する高齢患者に適切な救急医療を提供するため、在宅医療を担う地域医療機関に対する後方支援機能の充実や、高齢者の総合的な診療に対応できる総合診療機能の充実など、全人的医療の推進を念頭においた救急医療の機能強化を図る。

　などの診療機能の充実に取り組むほか、引き続き、「腎疾患総合医療センター」において、実績豊富な腎移植はもとより、腎疾患に関する総合的な高度専門医療を提供するとともに、地域周産期母子医療センターとして、ハイリスク妊産婦に対する周産期医療の提供等を行っていく。

　これらの取り組みを通じて、県民の皆様から信頼され、安心してかかれる県立病院として、より一層飛躍したいと考えている。

（2017 年 7 月執筆、2018 年 2 月加筆）

●兵庫県立西宮病院

所在地：兵庫県西宮市六湛寺町 13-9
病院長：河田　純男

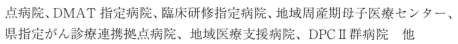

平成 29 年 4 月の状況
診療科　25 科
病床数　400 床（一般病棟 400 床）
手術室数　8 室
施設指定　救命救急センター、災害拠
　　　　　点病院、DMAT 指定病院、臨床研修指定病院、地域周産期母子医療センター、
　　　　　県指定がん診療連携拠点病院、地域医療支援病院、DPC Ⅱ群病院　他
職員数　871 名
医師数　137 名
（正規　95 名、後期研修　22 名、初期研修　20 名）
看護師数　455 名、薬剤師数　19 名、技師数　102 名、看護助手　78 名
事務職員等　80 名

平成 28 年度実績
・1 日平均外来患者数　650 名
・新入院患者数　11,162 名
・平均在院日数　10.0 日
・病床利用率　84.2％
・手術件数　4,868 件
・救急患者数　11,329 名
・救急車搬送台数　3,743 台

特集　DPC 特定病院群（Ⅱ群）の経営戦略

姫路赤十字病院における取り組み

姫路赤十字病院　院長　**佐藤　四三**

はじめに

　中播磨医療圏のそれぞれの基幹病院は、これまで機能の役割分担し地域医療を行ってきたいきさつがある。呼吸器疾患を中心とした総合病院、外傷系を中心とした総合病院、循環器疾患に特化した病院、そして姫路赤十字病院は呼吸器を除くがん疾患と小児周産期医療を中心とした総合病院として地域医療を担ってきた。病院は明治41年創立の長い歴史があり、市民病院がないこともあり地域住民から親しまれ、地域に密着した診療を行ってきた。

　平成24年度診療報酬改定によりDPC病院がⅠ～Ⅲ群に分けられたが、当院は診療密度、外保連手術指数で要件を満たせずⅢ群であった。DPC病院の医療機関群には大きな注意をはらうことなく結果として平成28年Ⅱ群病院に指定されたというのが偽らざるところである。取り組みについて振り返り検討してみた。

分析と方向性

　平成22年当時病床の慢性的な不足状態が続き、経営も良好であったこともあり、46床増し555床にすることが決定された。その後、利益率が低下しそれまでの黒字経営に陰りがみられ、赤字に陥る懸念がある中、46床増床があった平成25年院長に就任し、それまでの93％を超える病床稼働率が、84％からの船出となった。院長就任時、地域に密着した病院であり続けること、そして職員に対しては、病院を評価し、選ぶのは患者であり、その患者の満足を得るために最も重要なのは職員が満足して働くことであるとの考えのもと『働きたい病院造り・治療を受けたい病院造り』を目指した病院運営を掲げてスタートした。「良質で高度な医療の提供」、「安定した経営基盤」この両面をバランスよく方向づけることに最重要点を置いた。

良質で高度な医療の提供

良質で高度な医療を提供するため、クリティカルパスの充実と、チーム医療の集大成としての入退院センター、そして初診段階でのトリアージの3本柱を掲げて取り組みを行った。

平成25年時当院には多職種が協働して作成するいわゆるクリティカルパスというものはなかった。医師個々人が指示書を作成して運用している状況であった。標準化された良質で安全安心の医療が誰もが納得する形で提供することが喫緊の課題であっ

た。良質な医療提供のためクリティカルパスの重要性を特に医師に理解してもらい、プロジェクトチームによりパス作成を進め、現在470パスを有することができ、バリアンス評価も可能となった。現在でもその数は増えている状況である。パス利用率も58%と高い率を維持している。この現状を利用して、適正な入院期間をDPC入院期間ⅠないしⅡ以内（全国平均在院日数）にコントロールすることがある程度可能となった（図1）。

チーム医療の集大成として入退院センターの立ち上げに取り組んだ。当院の入退院センターは、スムーズな入院・退院の構

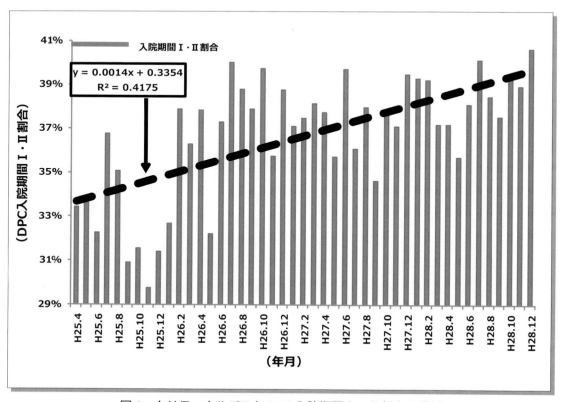

図1　クリティカルパスとDPC入院期間Ⅰ・Ⅱ割合の関係

築のため手術目的で入院が決まった患者を対象に、入院前に患者情報を収集することに加え、周術期管理の充実を図ることにより安全な治療に繋げ、さらには退院後の計画を立てることを目的としている。そのメンバーとして医師・看護師だけでなく薬剤師・管理栄養士も配属することで各専門職がチームとして関われる環境を作っている。これにより安全な医療の提供のみならず、患者の負担、業務の効率化、早期退院が可能となる。外科よりスタートし全科に拡大しつつある。

3つ目の取り組みとして外来段階でのトリアージに取り組んだ。地域の病院・医院との機能の役割分担、連携の強化、当院外来職員の疲弊の軽減を目的として、初診受付前にベテランの看護師による面談を行い、地域で診療できる患者を地域に戻し、当院で診るべき患者のトリアージを行った。医療行政の方向性に叶った取り組みと考えて開始したが、当初各分野からクレームがあったが、患者への丁寧な説明と、開業医の理解を深めることにより、役割分担を進めることができ、結果として地域として良質な医療を提供できる基盤を構築する手がかりができた。

安定した経営基盤

当院の病床稼働率の損益分岐点を意識した目標値90%を超える稼働率を達成するには新患獲得が重要課題となる。診療機能の強化、地域医療連携の拡充、そしてベッ

ドコントロールの集約化を3本柱として取り組んだ。

少子・高齢社会を迎え疾病構造が変化する中、急性期医療を安定的に維持するには決定的に呼吸器疾患、循環器疾患に対応する機能が揃っていなかった。当医療圏の医療事情について医師派遣を受けている大学病院・医局に説明し、教室にとっても、また派遣される医師にとってのメリットを理解していただくことができ、結果として心臓血管外科の開設を皮切りに、呼吸器内科、呼吸器外科を新たに開設することができ、循環器内科を増強することができた。

地域医療連携の充実では、開業医と顔の見える関係から考えのわかる関係に深化し、患者・開業医目線に立った診察予約時間の設定をし、スムーズな流れとすることにより、紹介患者を増加することができ、紹介率80%以上、逆紹介率100%前後を維持することができた。

ベッドコントロールは入院予約患者、退院患者情報を一つの部署に集約し、入退院をコントロールできるソフトを富士通と協働して作成し、利用することにより損益分岐点を越す90%以上の稼働率を達成、しかも平均在院日数を延ばすことなく9.8日前後が維持できた（図2）。

取り組みの結果と今後

当院がDPCⅡ群病院の指定を受けるには、診療密度は平成24年、26年が基準値より9.57、25.16ポイント足りなく、外保

特集　DPC特定病院群（Ⅱ群）の経営戦略

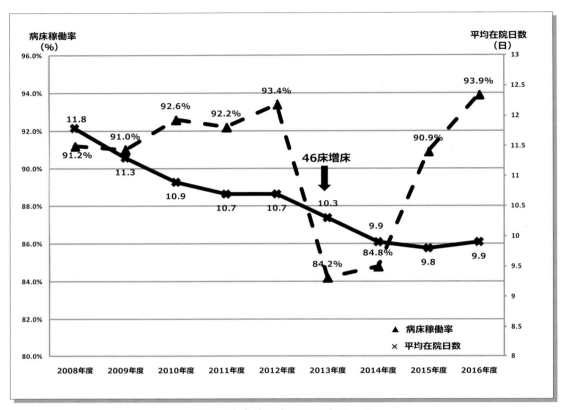

図2　病床稼働率と平均在院日数

連手術指数は平成24年基準値より、0.12ポイント足りなく指定を受けなかった。これまでの取り組みにより、平成28年これらをクリアでき指定を受けることができた。いまの取り組みをさらに深めることを最重要課題として、引き続き指定されれば、取り組みが評価されていると理解したい。

（2017年7月執筆、2018年2月加筆）

●姫路赤十字病院

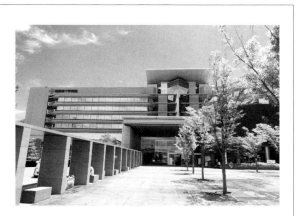

所在地：兵庫県姫路市下手野1丁目12-1
病院長：佐藤　四三
開設：明治41年4月1日
病床数：555床（うち感染病床　6床）
主な施設認定等：地域がん診療連携拠点病院、総合周産期母子医療センター、地域医療支援病院、地域災害拠点病院、第二次救急医療施設（輪番制度病院）、臨床研修指定病院（医科、歯科）
診療科：内科、消化器内科、血液・腫瘍内科、肝臓内科、腎臓・膠原病内科、糖尿病内科、呼吸器内科、循環器内科、小児科、小児外科、外科、乳腺外科、消化器外科、呼吸器外科、整形外科、形成外科、脳神経外科、心臓血管外科、皮膚科、泌尿器科、産婦人科、眼科、耳鼻咽喉科、放射線診断科、放射線治療科、リハビリテーション科、麻酔科、緩和ケア内科、歯科、歯科口腔外科、病理診断科、臨床検査科、化学療法内科（33科）
病院職員：1,275名（うち医師176名、看護師762名）
付属施設：姫路赤十字看護専門学校

（平成28年度実績）
1日平均外来患者数：1,289人
1日平均入院患者数：521人／日
病床稼働率：93.9%
紹介率：87.3%
逆紹介率：102.8%
手術件数：8,222件／年
平均在院日数：9.9日
年間救急車般送総数：4,306件
（平成29年4月現在）

特集　DPC 特定病院群（Ⅱ群）の経営戦略

地方都市と共に生き残る
ための飽くなき挑戦

一般財団法人津山慈風会　津山中央病院グループ　総院長　藤木　茂篤

27 万人医療圏の「only one」病院

　津山中央病院の概要と特徴をかいつまんで紹介する。当院は地域医療支援病院で、ほぼすべての公的事業を担う民間病院である。総病床数535床で、内訳は、三次救命救急センター30床、一般急性期467床、残りは感染と結核である。

「地域の皆さんにやさしく寄り添う」を理念とし、主に岡山県北、一部兵庫県佐用も含む27万人医療圏（図1）で、地域住民の安心と安全を守る救急医療と岡山県北で完結するための高度医療の提供を旗印にしている。救急車は昨年5,236台、心肺停止患者が年間約160人で、救急に対応する医師は常時8〜9人を配置している。

　平成28年度の実績は、外来は897人／日、病床利用率（結核、感染病棟を除く）は98.1％、平均在院日数は12.5日、入院診療単価は約65,000円で、現在120人強の常勤医師が日夜奮闘している。彼らの情熱に報いるべく、勤務医負担軽減策の時間

外手術加算に対して、加算可能な脳外科だけでなく、病院持ち出しで全科にインセンティブをつけている。

　そして、特筆すべきは、この医療圏に200床以上の病床を有する総合病院は当院のみというまさしく「only one」の性格を持つことである。したがって、必然的に全科対応となり、かつ患者を選ぶことはできないという環境にあり、アッペ、ヘルニア、ポリペクとなんでもござれとなる。このことが、7：1の看護必要度やDPCⅡ群の診療密度や外保連指数に大きく関与してくることになる。

地方都市に潜む怪物

　しかしながら、7：1看護やDPCⅡ群というハードルが霞んでくる怪物が地方都市には存在する。この怪物とは、人口減少に伴って消滅地方都市になりかねないという将来予想である。病院が存在してこそ、7：1やDPCⅡ群が語れるのであって、まず最優先されるべき課題は、病院を確実に

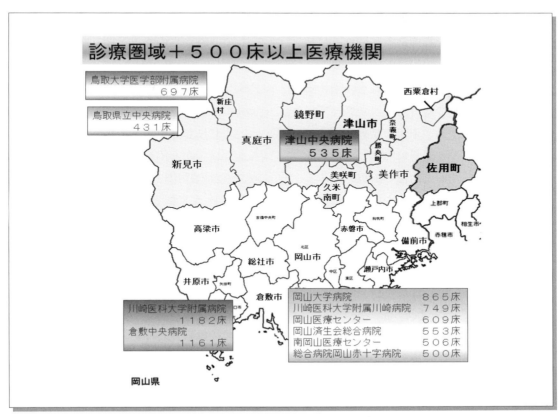

図1　津山中央病院を取り巻く医療圏

20〜30年後に存続させるためにどんな手を打つかである。

　DPCⅡ群に対して私共が提供できる隠し玉的な作戦は持ち合わせておらず、本稿では主に私共に大きく立ちはだかる怪物に対しての当院の戦略を紹介することで、若干でもDPCⅡ群対策の参考になればと願うものである。

生き残りをかけた病院戦略

　当院では現在「POWER UP 5」なるプロジェクトが進行中である。Proton（陽子線）、高機能Ope室、Ward（新病棟）、Energy、Rehabiri、Utirity、Parkingと7事業の頭文字で、POWER UPとし、5年かけて完成させるというものである。陽子線、エネルギー棟および駐車場整備は完了し、新病棟とオペ室を建設している。これらは巨額の投資になるが、まさしく戦略的投資と考えている。

　人口減少が確実な地方都市でonly oneの病院の存在意義は、信頼できる救急の提供であろう。そのためには医師の継続した確保が不可欠である。将来は救急科による独立した運用をもくろむが、現状では各科医師に頼らざるを得ない状況であり、少しでも多くの医師を獲得しその負担を軽減す

ることが必要となる。そこで医師が仕事を
してみたいと思える魅力ある病院作りに取
り組んだ。

　魅力ある病院とは、いかに腕をふるえる
患者が多く集まるかとその環境が整ってい
るかであろう。議論の末出た結論が「これ
から増え続けるがん患者に対し、岡山県北
の枠を飛び越えたがん治療への取り組み」
と「岡山県南への患者流出を防ぎ地域で完
結する高度医療体制の整備」であった。こ
のコンセプトが、前述の「POWER UP
5」となって具現化したものである。

中国四国地区で初の陽子線治療

　その代表といえる「がん陽子線治療セン
ター」について述べる。陽子線治療はその
合併症の軽減で注目されている治療法で、
小児がんは保険適応、他のがんは先進医療
として認められた。そして中国四国地区で
初、さらに総合病院としては近畿以西では
初であることが、当院への集患という面で
非常に魅力的であった。学術支援を担保す
るべく岡山大学と共同運用の形で平成28
年4月運用開始した。現在年間100名強の
治療件数であるが、小児がん13例、地域
別では中国四国からが1/4、近畿、九州か
らも少なからず治療に訪れている。疾患別
では、前立腺は全体の1/3程度で、総合病
院の特性を活かし、肝、肺、食道など各科
専門医との並診が必要な患者の比率が全体
の2/3を占める。

　今後、「津山中央病院＝がんに強い病

院」としてのブランドを確立し、西日本、
そして海外からの集患を図りたいものであ
る。現在、中国人医師や看護師を採用し、
JMIP、JIH を取得し、海外特に中国
(china) からの患者に対応している。

　いずれにしても、陽子線治療センター立
ち上げは、がん治療に興味を持つ医師や医
療従事者の採用に貢献し、なによりも、職
員のプライドをくすぐりDPCⅡ群病院と
しての誇りにも繋がっている。

地域完結を目指して

　次に、地域完結への医療体制の整備につ
いて述べる。

　自医療圏の流入、流出を検討すると、感
染症、肝胆膵外科、乳腺外科領域が岡山県
南への流出が多いことが判明した。医療の
質向上と地域完結の両面から、総合内科、
感染症内科の新設、アブレーションの導
入、そして肝胆膵の高度技能医、一期的乳
房再建を可能にする乳腺専門医の獲得、さ
らに増え続ける肺がんに対して呼吸器外科
専門医の増員などを図ってきた。ところ
が、院長自ら「目指せ、手術5000件プロ
ジェクト」をリードした際わかったことは
手術室の絶対数が不足しているという事実
であった。科によっては3列立てることが
できるにもかかわらず、部屋の都合がつか
ず手術開始が準夜帯にずれこむという現実
に直面した。そのことが現在建設中のオペ
室増設に繋がっている。

　さらに、地域完結のため、新たにハイブ

リッド、ロボット手術の導入を決断した。そのため、一昨年よりステントグラフト習得の国内留学や、ロボット手術への準備を概ね終了したところである。

このように、難易度の高い手術の導入と手術室を充実させることが、DPCⅡ群要件での3a、b、cをクリアするための鍵と考える。特に手術件数と外保連指数との調和がむずかしいが、外保連指数が圧倒的であれば、手術件数はあとからついてくるものではないだろうか。ちなみに5月の外保連指数は当院試算では15.37と当院で過去最高となっており、難易度の高い手術を導入することで、確実に診療単価はアップしてきている（図2）。

一方、救急医療の充実は悲願にも近い。数年前よりドクター・カーの運用も始めたが、現在の救命救急センターは救命救急入院料で対応しており、大手術後や一般病棟急変時対応は加算が取れていないため、救急医の労働生産性を考えた時非効率的運用であった。そこで、新病棟にスーパーICUを新設し、職員が思う存分働ける体制を構築した。これもDPCⅡ群病院に対する社会的要請に答えるものと考えている。

また、「お断りしない救急」が基本方針であるが、満床を理由にお断りしている症例があるため、昨年より救急外来患者専用に経過観察ベッドを4床確保し、有効に活用され救急担当医師の精神的負担軽減に繋がっている。

しかしながら、救命救急センターの充実は、重症度、医療・看護必要度においては諸刃の剣である。一般病棟とどう調整していくか、実際の運用には細心の配慮が必要となることはいうまでもない。

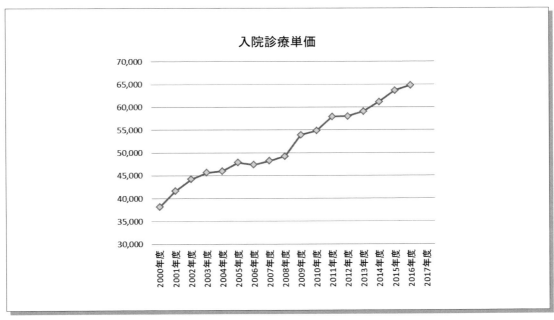

図2　入院診療単価の変遷

DPCⅡ群対策

　DPCⅡ群の手術関連の要件を検討すると、手術の供給源は紹介による予定入院が最も多いことがわかり、紹介入院を増やす対策を講じた。その一番の近道は、地域連携をいかに強化するかである。地域の信頼を得るため、連携登録医制度を考案し、現在地区医師会員の約75％の先生方にご参加いただいている。先生方がお困りの際の短期医師派遣や各医師会に当院医師が出張してのセミナー開催などで強力な連携を模索している。

　また、2017年4月から「結（ゆい）カード」（図3）と称する患者安心カードの配布を始めた。これは、緊急時、かかりつけ医を通して当院救急での対応を患者に担保するもので、逆紹介の切り札になればと期待している。

　このように、お断りをしない救急の徹底と、逆紹介を進めながら地域の先生方の信頼を得る試みを強力に推進することで、救急入院、予定入院そして、経過観察入院とも増加傾向にある（図4）。これらの増加で外保連指数も高まり、アッペ、ヘルニア、ポリペクといった地域の要請にも答えながら、DPCⅡ群要件の3a、b、cのクリアを目指している。

　最後に、算定要件の中でも苦慮するのが診療密度である。最大の問題点は、その基

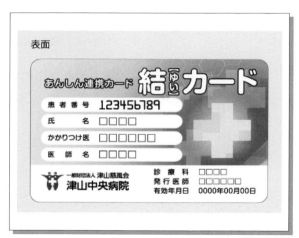

図3　逆紹介の切り札：結（ゆい）カード

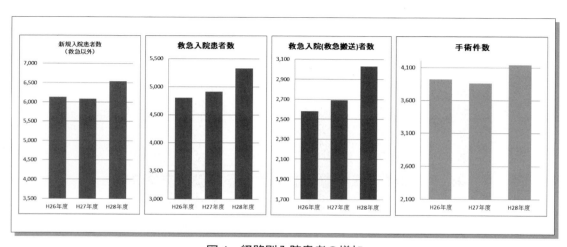

図4　経路別入院患者の増加

準が我々にとっては明確でなく、この数字なら安心ということが全くの他力本願となっていることである。諸氏のいろいろな示唆を参考にしているが、結局平均在院日数を減らすことが最も大切と考える。ここ4年で約1.5日の短縮が得られたが、これも稼働率との関係で財務に直結するため、是非ある程度明確な基準が公表されることを期待する。

おわりに

稿を終えるにあたり、DPCⅡ群取得への私の基本的な考え方を述べる。DPCⅡ群を高度急性期病院の一つのステータスとして捉えているが、地方に有り、地域の「only one」病院としてすべての患者の要請に応えなければならない病院にとって、医療人として当たり前のことをし、過度の策を弄することなくDPCⅡ群に向かっていきたいと考えている。

（2017年8月執筆、2018年3月加筆）

●一般財団法人津山慈風会　津山中央病院

所在地：岡山県津山市川崎 1756
病院長：林　同輔
平成 29 年 6 月 1 日時点での状況
病床数：535 床　（一般：467 床、三次救命救急：30 床、感染症：8 床、結核：30 床）
標榜診療科：28 科
職員数：1,112 名　（正規職員数：849 名）
医師数（常勤）：122 名　（後期研修医：17 名、初期研修医：20 名）
看護師数：568 名
医療クラーク：36 名

平成 28 年度実績
外来患者数：897.0 人／日　※平日のみ。健診、陽子線を除く。
　　　　　　22,016 人／年（新患数）
　　　　　　253,646 人／年（全患者数）
入院患者数：32.5 人／日（新入院）
　　　　　　11,866 人／年
平均在院日数：12.48 日
病床利用率：98.14%
地域医療支援病院：紹介率 63.80%、逆紹介率 75.00%
救急患者数：66.8 人／日　24,371 人／年
救急車受入件数：14.3 台／日　5,236 台／年
手術件数：4,237 件
全麻件数：2,163 件
分娩件数：265 件

DPC Ⅱ 群
地域医療支援病院
地域がん診療拠点病院
病院機能評価：Ver6 取得

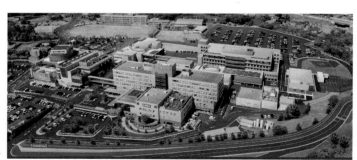

（2020 年夏完成予定ＣＧ）

特集　DPC特定病院群（Ⅱ群）の経営戦略

倉敷中央病院の経営戦略　第3次中期計画の取り組み

大原記念倉敷中央医療機構　倉敷中央病院　経営企画部　部長　中島　雄一

はじめに

岡山県には、5つの医療圏があり、当院は倉敷市を中心とした県南西部医療圏約71万人の中心部にあり、県北西部6万人を含めると県西部77万人の地域にある（図1）。救命救急センター、臨床研修指定病院、災害拠点病院、第2種感染症指定医療機関、地域医療支援病院、地域がん診療連携拠点病院、総合周産期母子医療センター等の指定を受けた1,166床の病院である。

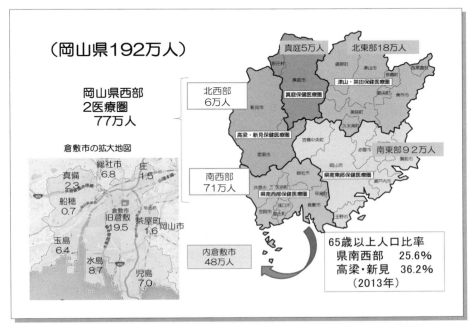

図1　診療圏

第3次中期計画

当院の経営計画は、2012年度に2013～2018年度5年間の中期計画を策定して進めている。テーマは「理念の継承～いつまでも地域でかけがえのない病院であり続けるために～」で、5つの区分で9つの課題を掲げて取り組んできたが（表1）、このうち一部の取り組みを以下に紹介する。

（1）地域に信頼される病院、地域に開かれた病院

1）患者さんを中心とした医療を実践する

「救命救急センターと同等の役割を果たしており、地域において必要性が認められている施設」として、2013（平成25）年度4月より救命救急センターの指定を受けた。救急ICU・救急病棟を持ち、迅速に受け入れできる体制を整備し、2013年度の救急搬送件数は過去最高の9,230件（前年比9.6％増）内入院4,413件（入院率47.8％）を記録した。複数の部位に外傷を伴う多部位外傷の受け入れを前年から2倍以上に大きく伸ばした（図3）。

（2）持続的に発展していく病院

1）チーム医療で推進する医療の質の向上

診療の質向上ではJCI（Joint Commission International）認定取得を掲げた。その目的は国際化やブランド力の強化ではなく、「管理された仕組み、明文化などで組織改革を進めていく」「新たな成長のためのプラットフォームづくり」であった。2014（平成26）年4月より準備を進め、2015（平成27）年3月の模擬審査で多くの指摘項目があったことを受け、9月に予定していた本審査を半年繰り延べ、1年間全職員の

表1　第3次中期計画（2013年4月～2018年3月）

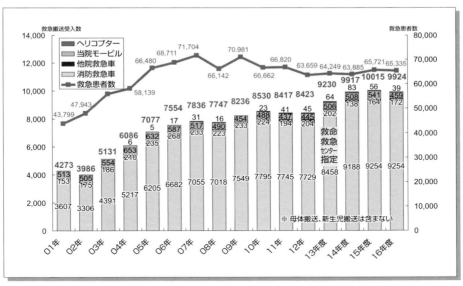

図2　救急患者数の推移

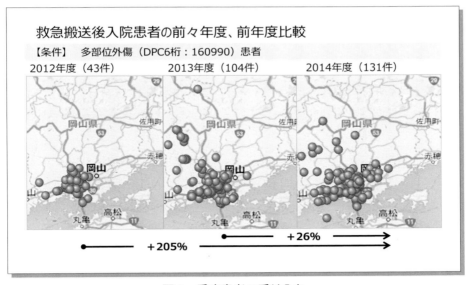

図3　重症患者の受け入れ

力を結集して多くの改善に取り組み（図4）、2016（平成28）年3月本審査の専門審査官チームによる国際基準の厳しい審査を受け認定を得た。

2）病院マネジメントの向上

外部環境変化が激しくなる中、病院マネジメントの向上が必要な課題として挙がった。これに対応して事務部門は「医療支

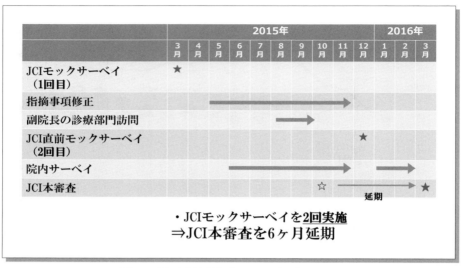

図4　JCI初回審査までのスケジュール

援・経営管理部門」という名称に変更し、経営企画部が設立された。「組織が大きいため、部署間・職種間の連携がスムーズでなく、病院の方針等が末端の従業員にまで浸透されにくいこと」が課題として挙がっており、全体最適に向けた「知の統合」をする機会を改めて設定することが、課題解決の一助になると考え、ワールドカフェ方式のワークショップを開催した。「創業の理念に沿って、今まで大切にして培ってきたもの」を振り返り、今後の重点課題を話し合う場を設けることで、病院全体の視点で議論し、また推進役として意識を共有する点において、成果を収めた（図5）。

複合ケア病棟の設立

2016年8月に医療計画の5疾病の一つであり、岡山県の保健医療計画でも課題として挙げられている、身体合併症のある精神疾患患者に対応し、総合入院体制加算1の取得も睨んで複合ケア病棟（身体・精神の合併している患者を受け入れる精神病床）を設置した。目的は「救急機能の強化」「一般病棟の現場職員の負担軽減」で、身体疾患が急性期にもかかわらず、精神症状で一般病棟における入院治療が安全管理上困難と判断される患者に対応すべく、救急病棟の一部を改造する形で8月より通称「複合ケア病棟」の稼働をし、初年度8ヵ月間に27名の精神・身体の複合ケアが必要な患者を病態に適した病棟へ収容することができた。

DPCデータによる成果の確認

地域および患者からの期待に救急機能を強化し、医療の質および経営の質向上を目

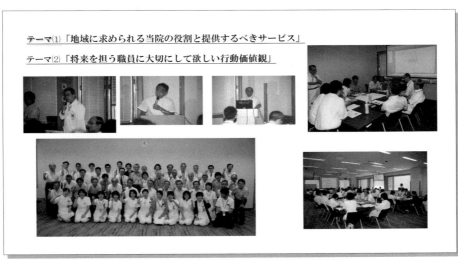

図5　ワークショップ形式の幹部研修会

指し、さらに保健医療計画やDPC病院Ⅰ群相当に求められている「身体と精神合併症の受け入れに応じる体制」を設立してきた。これらには相応の医療資源と労力を要したが、成果をDPCデータにて確認する。

(1) 機能評価係数Ⅱの状況

　機能評価係数Ⅱを全国の病院と相対的に比較するため偏差値にした（図6）。強みであるカバー率は優位性を維持し、後発医薬品係数についても薬剤本部と資材部の推進努力により順調に改善している。また、精神病床が要件となった保健診療係数は平成28年度で弱みに転じていたが、今回改善された。

(2) 退院調査公表データ

　症例数、診断群分類出現数、救急車搬送入院件数、手術あり入院件数（図7、8、9）ともに全国一を占めた。

今後の課題

　当院の強みは、希少疾患を含む症例数の豊富さがあるが、この強みをうまくアピールして、価値観に共感する優秀な人材を惹きつけるPR機能が不足している。また、地域に対しては「最後の砦」としての存在感は示してきたが、今後は、「相談しやすい」「親しみのある」存在としてのコミュニケーションがさらに必要である。また、人材にとってワークライフバランスに取り組んできたが、この中の「ワーク」の部分で働いていて面白い（モチベーションアップに繋がる）施策を模索していくことが課題として挙がった。地域の医療機関とともに、質の高い医療サービスを地域において切れ目なく提供するために努めていきたい。

（2017年7月執筆、2018年2月加筆）

64　特集　DPC特定病院群（Ⅱ群）の経営戦略

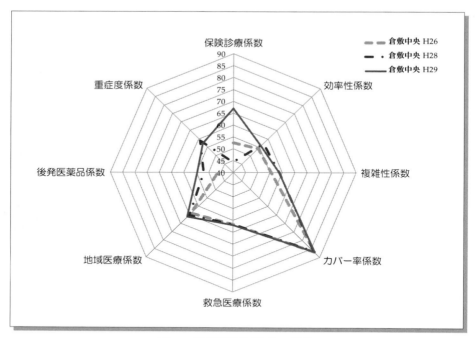

図6　機能評価係数Ⅱの推移

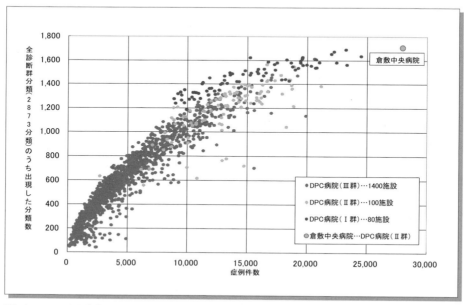

図7　DCP関連施設　2015年4月〜2016年3月（平成27年度）
　　　症例数　診断群分類出現数

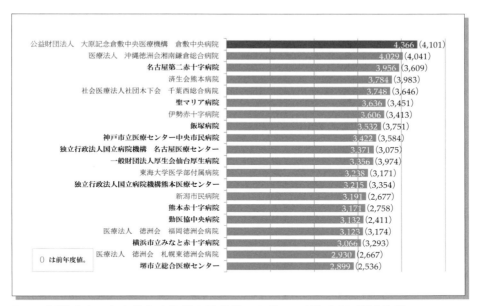

図8 退院患者のうち救急車搬送入院件数 上位20病院 DCP関連施設
2015年4月〜2016年3月（平成27年度）

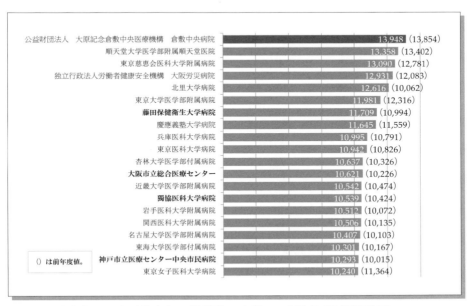

図9 退院患者のうち手術あり入院件数 上位20病院 DCP関連施設
2015年4月〜2016年3月（平成27年度）

●倉敷中央病院

所在地：岡山県倉敷市美和1丁目1番1号
開設：1923年（大正12年）6月2日
病院長：山形　専
病床数 1,166床（一般1,151床、精神5床、第2感染症　10床）
病院職員 2,871人
1日平均入院患者数 1,073人
1日平均外来患者数 2,708人
手術件数 12,984件
救急車搬送受け入れ 9,924件

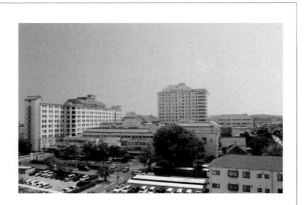

病院の概要

人員数 2016年9月時点

医師	414
研修医	50
薬剤師	91
看護師	1,182
医療技術職	419
事務職	528
その他	187
計	2,871

時間給職員　386（外数）

活動実績 2016年度速報ベース

病床数		1,166床
入院	入院患者数	30,694人
	1日平均	1,073人/日
	平均在院日数	12.0日
外来	延べ患者数	694千人
	1日平均	2,708人/日
救急	救急搬送数	9,924台
	救急搬送後入院	5,036台
手術	入院	10,315件
	外来	2,669件

関連施設　倉敷リバーサイド病院（130床）
　　　　　総合保健管理センター
　　　　　倉敷中央ケアセンター

特集　DPC 特定病院群（Ⅱ群）の経営戦略

DPC 特定病院群としての現状の施策と今後の取り組み

福山市民病院　院長　**坂口　孝作**

はじめに：
福山市民病院の立ち位置

　福山市民病院は、広島県東部の福山市（人口 47 万人）にある自治体病院である。福山・府中二次保健医療圏のみならず周辺の尾道市、あるいは岡山県笠岡市、井原市を含めた人口約 87 万人の医療圏を背景とする。この備後圏域には大学病院は存在せず、圏域の中核総合病院である当院は、地域医療を確保するとともに、高度先進医療にも取り組まなければならない。

　福山市民病院は 1977 年（昭和 52 年）250 床の総合病院として開院した。1984 年に 300 床とし、2005 年には東館増築、救命救急センターを併設して 400 床となった。さらに 2013 年には西館を増築し、506床（一般病床 500 床、感染症病床 6 床）となり、現在の病院規模となっている。当院の病床数は福山市の人口とともに増加し、その病院規模・医療内容の進展はそれぞれの時代の地域医療ニーズに応じたものである。

　福山市民病院は、この 40 年間増大する地域医療ニーズに応え、医療ニーズを業績に転換し、その業績が地域により評価されることを基準に「発展的に継続」（ミッション）してきた。特にこの 10 年間は、「救急医療・がん診療・高度専門医療」を中心として、「備後地域の高度急性期・急性期医療を担う中核総合病院」、「備後地域コミュニティ創生の中心」（ヴィジョン）であることを目指し、福山市民病院としての医療（ブランド）を確立する時代であった。現在、当院は 28 診療科を擁し、PET-CT、高精度放射線治療装置、手術支援ロボット（ダ・ヴィンチ）を導入し、救命救急センターを併設、地域支援病院、地域がん診療連携拠点病院、肝疾患診療連携拠点病院、臨床研修病院などの認定・指定病院であり、ヴィジョンとする「備後地域の高度急性期・急性期医療を担う中核総合病院」に一歩近づけたと思っている。

福山市民病院の現状と基本的施策

高齢化社会を目前に控え、DPC病院の目指す方向性は、透明化、質向上、効率化、標準化とされている。私たちの目指すところも、「科学的・論理的根拠に基づいた医療を、公平に効率的に実施し、その経過、結果について公表する（High Quality Care for All）」である。医療の「質」とは「公平性、安全性、治療効果、患者満足度」の高さであり、医療の「効率」とは「費用」の低さ、「時間」の短さである。医療の「質」、すなわち「公平性、安全性、治療効果、患者満足度」を高め、医療の「効率」を上げるために「費用、時間」を削減することがその基本的方向性と考えている。

これを具体的に実現するためのストラテジーとして、1）多職種チーム医療の推進（電子クリニカルパス運用・強化）、その多職種チーム医療のなかで、2）すべての医療職を対象とした専門知識・技能をもった医療者の育成、3）備後圏域での地域医療連携ネットワーク（アライアンス連携）の構築・強化に取り組んでいる。特に、電子クリニカルパス運用による診療の標準化・効率化、多職種チーム医療の推進、在院日数の短縮取り組みは重要なストラテジーであると認識している。2016年度の電子クリニカルパス数186種、使用率は39.7%（目標60%）である。その結果、2016年度平均在院日数10.9日（目標10日）、病床利用率87.4%（目標90%）であり、DPC I群病院、II群病院の平均値を上回る成績となっている（表1）。

DPC特定病院群としての現状と施策

福山市民病院は2008年からDPCを採用し、2014年10月から2015年9月の診療実績（表2）により2016年度にDPC病院II群に選定された。その後、次期評価期間である2016年10月から2017年9月までDPC II群病院判定評価試算を算出し、推定評価基準と対比して、それぞれの評価

	平均在院日数（日）	病床利用率（%）
福山市民病院	10.9	87.4
DPC対象病院I群	13.36	82.5
DPC対象病院II群	11.95	86.1
DPC対象病院III群	12.53	80.7

福山市民病院：平成28年度（2016年度）データ
DPC対象病院I群、II群、III群：中医協　DPC評価分科会平成27年度DPC導入の影響評価に係る調査『退院患者調査の結果報告について（案）』から平成27年度データ

表1　福山市民病院とDPC対象病院I群、II群、III群の平均在院日数、病床利用率の比較

要件	2018年基準値	福山市民病院 2014.10～2015.9	福山市民病院 2016.10～2017.9
【実施要件1：診療密度】 1日当たり包括範囲出来高平均点数	2,413.38	2619.05	2,501.35
【実施要件2：医師研修の実施】 届出病床1床当たりの臨床研修医の採用数	0.0180	0.0277	0.0296
【実施要件3：高度な医療技術の実施】 3a：手術実施症例1例あたりの外保連手術指数	14.08	15.71	16.16
3b：DPC算定病床当たりの外保連手術指数	119.18	193.13	203.31
3c：手術実施症例件数	4,837	6,025	6,163
3A：症例割合	0.0095	0.0211	0.0237
3B：DPC算定病床当たりの症例件数	0.2020	0.4816	0.5714
3C：対象症例件数（特定内科診療）	124	236	280
【実施要件4：重症患者に対する診療の実施】 複雑性指数	0.0954	0.1668	0.1587

表2　2016年度DPC II群結果（2014年10月～2015年9月の診療実績データ）と最近の指標

数値の改善に向けて検討を重ねた。その結果、2018年2月には、「DPC特定病院群」に指定された。

　当院のDPC II群試算のなかで問題となる実施要件は、【実施要件1：診療密度】、【実施要件2：医師研修の実施】である。【実施要件1：診療密度　1日あたり包括範囲出来高平均点数（患者数補正後）】は低下の傾向にある。各種検査・処置等を実施することでDPC群別判定および機能評価係数IIで評価されるが、効率化という視点から医療コストを削減する方向性は今まで同様に維持する。平均在院日数の短縮、診療密度の高いDPC症例の症例数の増加によって対応している。

　【実施要件2：医師研修の実施】初期臨床研修医定員が現在の10名となったのは平成27年度（2015年度）からであり、そ

れまでは定員6～8名であった。当圏域に大学医学部、医科大学がなく初期臨床研修医を集めにくい状況にあるが、当院の特徴である救急医療、がん診療、高度専門医療をブランドとして初期臨床研修医を集めるように努力している。当院では初期臨床研修医師が初期臨床研修終了後も後期臨床研修医として2～3年当院専門領域での研修を継続することが多い。この後期臨床研修医の存在が診療レベルに貢献していることは見逃せない。しかし今後専門医制度の開始により初期臨床研修医が減少することも予測され、さらなる研修環境の整備に取り組む必要がある。

　【実施要件3a～3c：外科系・高度な医療技術の実施】当院の指数は比較的安定している。安定している要因は、救急医療・がん診療・高度専門医療を中心とした医療

	2014 年度	2015 年度	2016 年度
救急車搬入患者数	3,199	3,559	3,503
そのうち入院患者数（%）	2,119(66.2)	2,299(64.6)	2,343(66.9)
中央手術部総手術件数	6,086	6,408	6,394
そのうち全身麻酔手術件数	3,167	3,316	3,489
院内がん登録件数	1,871	1,935	2,069
院内がん登録件数（五大がん）	1,044	1,075	1,219
がん手術件数	2,367	2,392	2,386
がん手術件数（五大がん）	1,278	1,238	1,213
がん化学療法件数	5,628	5,995	7,015

表3　救急車搬入患者、がん患者、手術件数、がん化学療法患者の推移

を展開し、手術室（10室）の機能を重視した運営を行っていることにある。そうした病院機能・ブランド性が認知され、救急車搬入患者、手術件数、がん患者手術数は増加している（表3）。手術件数、がん患者手術数の増加は外科系医師の増員による。また、循環器内科でのK5951経皮的カテーテル心筋焼灼術（手術指数28.66）120症例（2016年9月〜2017年6月）、消化器内科でのK6152血管塞栓術（選択的動脈化学塞栓術）（手術指数28.66）122例（2016年9月〜2017年6月）などのように内科系においても実施要件3a〜3cに貢献している。また、実施要件3a〜3cに適応する症例の増加は、外科医のみならず、1）内科医、麻酔科医、放射線科医、病理医など周辺をサポートする診療を強化すること、2）内科医、外科医、放射線科医、病理医などによるカンファレンス（キャンサーボードなど）を頻回に開催すること、2）さらに医師のみではなく看護師、臨床

検査技師、臨床工学士などコメディカルによる多職種チーム医療の構築・強化による。

【実施要件3A〜3C：内科系・高度な医療技術の実施】当院には神経内科（医師数1人）、呼吸器内科（3人）、循環器内科（12人）、糖尿病医（1人）、血液内科医（2人）、腎臓内科・透析（1人）、肝臓内科（4人）など比較的幅広い診療領域で常勤医を有し、特定内科疾患診療に該当する疾患はほぼカバーできている。さらに救命救急センター（救命救急医9人）、院内集中治療室の充実も重要な要因となる。

【実施要件4：重症患者に対する診療の実施】当院が存在する圏域には大学病院がなく、当圏域での多疾患重症患者が中核総合病院である当院を受診することも多い。そうした症例のなかには、必然的に在院日数が長く、1日当たりの医療資源の投入量の多い疾患が含まれる。多疾患重症患者にも対応できる体制を整え、総合的に対応している。

おわりに：福山市民病院の今後の方向性

　DPC 特定病院群の選定要件を視点として、福山市民病院の現状について述べた。医療機関別係数（機能評価係数Ⅰ＋機能評価係数Ⅱ＋暫定調整係数＋基礎係数）のうち基礎係数はそれぞれの病院の「基礎体力」を評価したものであり、DPC 病院は3つの病院群（大学病院本院群、DPC 特定病院群、DPC 標準病院群）に選別される。この基礎係数は DPC 参加病院が同じフォーマットのデータを提出し、全国一律の基準で評価が行われるものであり、具体的な病院の評価として注目されている。

　DPC 病院の群別は診療密度、医師研修の実施、高度な医療技術の実施、重症患者に対する診療の実施の4項目によって評価される。高い診療密度を有する病院としての病院機能の方向性（高度急性期・急性期医療）、そのブランドの確立に繋がる。当院は自治体病院であり、必ずしも経済性、高診療密度にこだわるわけにはいかない面もあるが、「備後地域の高度急性期・急性期医療を担う中核総合病院」、「備後地域コミュニティ創生の中心」とのヴィジョンのもと、特定機能病院としての病院機能を高める方向性に変わりはない。今後も各指標に注目しつつ、さらに特定機能病院としての病院機能を推進していきたい。

　（2017 年 12 月執筆、2018 年 2 月加筆）

●福山市民病院

所在地：広島県福山市蔵王町5丁目23-1
開設者：福山市長　枝廣直幹
病院事業管理者：高倉範尚
院　　長：坂口　孝作

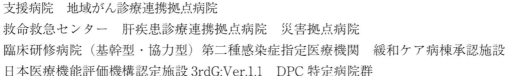

主な国・県等認定・指定施設：地域医療支援病院　地域がん診療連携拠点病院　救命救急センター　肝疾患診療連携拠点病院　災害拠点病院　臨床研修病院（基幹型・協力型）第二種感染症指定医療機関　緩和ケア病棟承認施設　日本医療機能評価機構認定施設 3rdG:Ver.1.1　DPC特定病院群

病院規模（2017年4月1日現在）
病床数：506床（一般病床500床、二種感染症病床6床）
職員数：922人
診療科：28診療科
看護体制：7対1
主な医療機器および設備：高精度放射線治療装置（1台）　320列MCCT（1台）　64列MSCT（1台）　IVR-CT（1台）　血管連続撮影装置（3台）　3T-MRI（2台）　RI（2台）　PET-CT（1台）　乳房撮影装置（1台）　手術支援ロボット「ダ・ヴィンチ」（1台）　手術室（10室）　無菌室（5床）　外来化学療法センター（20床）　集中治療室（12床）　など

診療実績（2016年度）
1日平均外来数：861.4人
1日平均入院数：437.2人
紹介率：66.7%
逆紹介率：111.6%
病床稼働率：87.4%（感染症病床6床を除く500床で算出）
平均在院日数：10.9日

特集 DPC 特定病院群（Ⅱ群）の経営戦略

現状の施策と今後の取り組み

国立病院機構　呉医療センター・中国がんセンター　院長　谷山　清己

はじめに：地域性と歴史的背景

　2017（平成29）年2月20日に発足した「日本健幸都市連合」では、"呉市方式"と呼ばれる予防運動を推進し、住民の健康増進とともに医療費の適正化を図ると謳っている。この"呉市方式（通称、呉モデル）"とは、行政が地域医療機関等と協力して、国保・後期高齢者レセプトデータ、介護保険データに特定健診データを加えたデータベースを活用しつつ医療依存度の高い慢性疾患患者のサービス利用の適正化、疾病の重症化予防およびQOLの向上のために疾病管理や患者の意志決定支援などを行う事業である。呉市は2016（平成28）年度当初人口約23万人の中規模都市であり、人口の約21％が国保を有し、人口の約17％が後期高齢者医療被保険者に該当しており、2013（平成25）年10月末での高齢化率34％は同規模人口（人口15万人以上）都市で第一位である。老年人口は2015（平成27）年にピークを迎えた後は

減少するが、高齢化率は今後も増加する。この状況は、日本の高齢化を10年先取りしているとも言われている。

　一方、2016（平成28）年に日本遺産都市に認定されたように、呉市は歴史ある都市であり、且つ、戦前・戦後ともに海軍・海上自衛隊と深い関わりを持つ都市でもある。当センターの前身である旧呉海軍病院が日本帝国海軍呉鎮守府開庁とともに創設された1889（明治22）年から13年遅れて1902（明治35）年に呉市が誕生した。そしてその2年後に呉海軍工廠職工共済会病院として現呉共済病院が開院した。この歴史が示すように、呉市においては呉市の発展に先んじて大・中規模病院が開院しており、後の小規模病院開設を阻む素因が生まれた。戦後の1955（昭和30）年に中国労災病院が開院して以来、呉市には前述2病院と併せて400床以上病院が3つ存在する。戦後は、広島市の発展と相反して呉市は人口減少が継続しており、上述した高齢化を全国に先駆けて迎えた。しかし、現在においてもなお、地域産業は高い技術力を

誇り、昭和のたたずまいを残しつつ、元気な高齢者と若者が同居する都市でもある。

当センターの位置づけ

当センターが位置付けられる呉二次医療圏には、呉市よりも高齢化率が高い小規模都市の江田島市も含まれる。同医療圏内の2010（平成22）年人口267,004人に含まれる14歳以下年少人口は、同年31,131人から2025（平成37）年には24,728人に減少すると予測されている。他方、75歳以上人口はそれぞれ40,728人から50,584人に増加する。2010年以降、医療需要予測は徐々に減少し、逆に、介護需要予測は2025年まで毎年上昇する。この医療圏の中において当センターは、一般650床、精神50床を有する最大規模病院であり、地域医療支援病院、地域がん診療拠点病院、臨床研修指定病院、第三次救命救急センター、災害拠点病院、地域周産期母子セン

ター等の指定を受けている。また、呉心臓センター、呉人工関節センター、緩和病棟、地域医療研修センター、医療技術研修センターなどを設置する高度総合医療施設である。一般病棟入院基本料7：1、総合入院体制加算1を算定し、2016（平成28）年4月1日にはDPC医療機関Ⅱ群に認定された（表1）。この認定により、基礎係数と機能評価係数Ⅰが増加したが、暫定調整係数と機能評価係数Ⅱが減少したために、合計はむしろ微減した。しかし、2017（平成29）年4月1日現在においては機能評価係数Ⅱが上昇して、合計は2015（平成27）年4月1日値をも超えた（表2）。この増加には、後発医薬品係数と重症度係数の増加が寄与した。

これまでの対策と現状

2012（平成24）年度の医療機関群認定においては、診療密度と手術1件あたりの

要件	当センター状況（値）	基準値
診療密度	2585.05	2513.24
医師研修実施	0.0371	0.0222
高度医療技術		
外保連手術指数／手術実施症例	15.56	12.99
外保連手術指数/DPC算定病床	139.11	118.18
手術実施症例件数	5,015	4,695
症例割合	0.0215	0.0101
症例件数/DPC算定病床	0.4581	0.194
対象症例件数	257	115
重症患者に対する診療の実施	0.2503	0.0855

表1　2016（平成28）年度係数

項目	平成27年4月1日	平成28年4月1日	平成29年4月1日
医療機関群	Ⅲ群	Ⅱ群	Ⅱ群
基礎係数	1.0276	1.0646	1.0646
暫定係数	0.0593	0.0200	0.0200
機能評価係数（Ⅰ）	0.2829	0.2847	0.2847
機能評価係数（Ⅱ）	0.0635	0.0627	0.0666
合計	1.4333	1.4320	1.4359

表2　DPC調整係数推移

外保連手術指数が基準値に達しなかった。在院日数短縮化（図1）、検査の外来化、包括範囲出来高点数の正確な登録などに注意を払い、難易度の高い手術や手技の症例数増加など全科を挙げて取り組み、月末ごとに1カ月前のデータを検証した。2016（平成28）年度において、手術技術難易度D件数は5,474（消化器内科27％、消化器外科14％、整形外科12％）、同E件数は112（脳外科67％）、入院後3日以内手術件数は全手術数の72.9％（目標70％以上）、入院期間尺度Ⅱ以内平均比率59.1％（目標60％以上）、平均入院期間尺度1.85（目標1.85以下）である（表3）。適切な目標値を個別に定め、各職種が情報を共有し、一致団結して対処している。ただし、目指す目標は良質な医療、安心・安全で理にかなう医療の遂行であって、数値を単に追うことではないことを常に院長が語り、それらを明確にするために病院理念や病院運営目

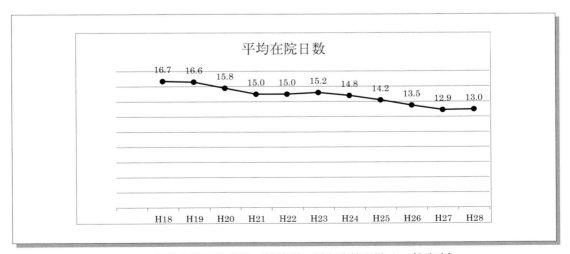

図1　平均在院日数推移（精神科・緩和病棟を除く一般病床）

項目	単位	平成26	平成27	平成28
入院患者数	人	175,352	174,286	177,357
新入院患者数	人	13,133	13,548	13,771
病床利用率	%	85.6	84.9	86.6
病床稼働率	%	91.9	91.4	93.2
入院期間尺度	-	2.05	1.98	1.85

表3　直近3年間の入院患者動向（精神科・緩和病棟除）

標を定めている（図2）。

　呉医療圏では出産数・小児人口が減少することと産科・小児科開業医の高齢化や閉院への対応として、産科・小児科の集約化が行われ、産科と小児科およびNICUを同一施設内に有するのは当センターのみである。当センターに勤務する小児科医は、当センターへ通院入院する患者のみならず呉医療圏の夜間、休日の小児救急を支える業務にも対応している。一方、呉市内での出産数は減少しているが、その数よりも当センターで取り扱う出産数は多い。二次医療圏域を超えた広域から出産患者が当センターに集まるためである。逆に、大・中型規模医療施設が充実している呉医療圏では小規模医療施設が少ないため、後方支援病院の確保が難しい状況があり、しばしば受け入れ先を探すのが困難となる。呉市消防局管内の救急出動件数は最近5年間では横ばい状態であり、その中で急病例は微増しているが、交通事故や重症例は減少傾向である。このような地域事情に加えて、疾病の重症化予防が進む特性を持つ地域であるので、心不全・腎不全のような末期患者を集めるのではなく、がん全般とともに虚血性心疾患や急性腎障害など広範囲疾患の急性期患者を集中的に治療する機能が当センターに求められている。人口減少傾向となっている医療圏ではあるが、直近3年でも新規入院患者数は増加傾向にあり、病床利用率や稼働率も比較的良好に維持されている（表3）。一般病棟における看護必要度も月平均約28〜29％と安定的に推移している。しかし、高度の専門性を有した医療遂行には適切な設備投資と人材確保は必須であり、現状の診療報酬体制下では医業収支率100.2％（平成27年度）、100.1％（平成28年度）と経営的には非常に厳しい状況である。

今後の展望

　平成25（2013）年度における呉医療圏医療施設内一般患者34,366人中30,535人（88.9％）は呉医療圏在住であり、地域完結型医療が現在の呉医療圏の特徴であるが、平成37（2025）年度の高度急性期患者では13.1％が広島市へ流出する一方、14.2％

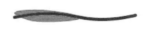

呉医療センター・中国がんセンター
理　念
Basic Principle of Our Hospital

相手の心情に寄り添う愛のある医療を
笑顔で実践します
Practice medicine from the heart,
create smiles every day

運営方針
Management Policy of Our Hospital

LOVE and SMILES

Live healthy	健康的な人生を応援します
Own your personal health	疾病予防を支援します
Value an amiable, cordial atmosphere	いかなる暴言・暴力も許しません
Ensure effective medical services	安心・安全で効果的な医療を目指します
Accelerate good work practices	働きやすい職場環境を促進します
Nurture quality hospital management	健全な病院運営をします
Demonstrate partnership with local medical services	地域医療と緊密に連携します
Secure safety first	安全を最優先します
Minimize adverse events	副作用や合併症を最小限にします
Invest in staff education	優秀で国際的な医療者を育成します
Lead in life expectancy results	人命を尊重します
Engage and care for patients	相手の心情に寄り添います
Surpass expectations	チーム医療をおこないます

図2　病院理念と運営方針

の患者が広島市や他の医療圏から呉医療圏へ流入すると予測されている。将来にわたって地域および広域から高度急性期医療を要請される基幹施設でありつづけるためになすべきことは、安心・安全で理にかなう最善の医療の継続であり、同時に、地域と密着に連携したきめ細やかな医療の深化である。速やかな病棟間転棟の励行、院内

特定入院期間超え患者や入院期間50日超え患者の比率と患者背景の把握、紹介・逆紹介率の推移と対象病院の状況把握、退院支援加算1に該当する説明や指導の確認、地域連携機関との担当職員間面会促進など細かな対応が、呉医療圏に位置する高度急性期病院の安定運営には欠かせない。

（2017年7月執筆、2018年2月加筆）

●独立行政法人国立病院機構
呉医療センター・中国がんセンター

所在地：広島県呉市青山町3番1号
院　長：谷山　清己
病床数　700床（一般650床、精神50床）
標榜診療科　37科
職員数　1,257名（うち正規職員数942名）
医師数　177名
（正規　113名、後期研修64名、初期研修28名）
看護師数647名（うち正規602名）
医療クラーク　64名
手術件数　4,205件
分娩件数　648件
DPC II群
地域医療支援病院
地域がん診療拠点病院
臨床研修指定病院
広島県D-MAT
第三次救命救急センター
災害拠点病院
地域周産期母子医療センター
エイズ治療拠点病院
臓器提供病院
日本医療機能評価機構 3rdG ver.1.1　認定
呉国際医療フォーラム10周年記念大会開催（2017）　等

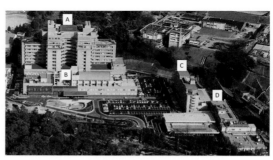

A: 病院、B：地域医療研修センター、C: 付属呉看護学校、D: 医療技術研修センター

| 特集 | DPC 特定病院群（Ⅱ群）の経営戦略 |

県民に安心を届けられる病院を目指して
～PFI 事業を展開する愛媛県立中央病院～

愛媛県立中央病院　病院長　西村　誠明

はじめに

　愛媛県立中央病院は松山市の中心部にあり、昭和23年に県立愛媛病院として開設、昭和31年に現在の「愛媛県立中央病院」へ改称するとともに、地方公営企業法全部適用の病院として愛媛県公営企業管理局とともに整備、運営されている。

　昭和49年に現在の所在地に移転。救急・災害拠点病院、未熟児センターを含めた周産期医療を中心に診療を行い、さらに平成18年には、愛媛県内で初めてPET-CTを当院に導入し、がん医療にも診療機能の強化を行ってきた。

　さらに医療の高度化や多種・多彩な医療提供に対応するには建物が老朽化、狭隘化するようになったことから、新病院建設に着手し、平成25年5月から新病院において診療を開始した。

　新病院の建設・運営には、ＰＦＩ手法を導入し、新病院建築から開院以降の運営もPFI事業※によって行っている。診療科は33科、病床数827床（一般824床、感染症3床）で運用している。

　DPC対象病院への参加は、平成24年と他院に遅れ、さらにDPC制度の仕組みや必要性を院内職員に教育するには時間を要した。そして、病院職員、PFI事業関連企業の協力により、平成28年の診療報酬改定時に、愛媛県内で初めて、大学病院に準じる医療を提供できる病院であるDPC Ⅱ群病院に選ばれた。

　このように、当院には経営面において、「PFI事業の導入」と「遅れて参入したDPC」という2つの特徴がある。その経過と成果を中心に述べていく。

　※PFI事業とは

　内閣府の説明によると、「PFI（Private Finance Initiative）とは、公共施設等の建設、維持管理、運営等を民間の資金、経営能力および技術的能力を活用して行う新しい手法であり、民間の資金、経営能力、技術的能力を活用することにより、国や地方公共団体等が直接実施するよりも効率的かつ効果的に公共サービスを提供できる事業

について、PFI 手法で実施し、PFI の導入により、国や地方公共団体の事業コストの削減、より質の高い公共サービスの提供を目指す」とある。

愛媛県立中央病院型 PFI 事業

当院は PFI 事業で、運営、調達関連業務、利便施設運営業務、医療事務業務、施設整備業務、診療材料、消耗品調達業務、給食・医療機器保守点検、物品管理、滅菌、洗濯、清掃、施設メンテナンス、警備を委託している（図 1）。そして、診療報酬改定や制度、法律改正などの環境の変化があれば、契約内容の見直しを行うこととしている。

施設整備事業については、平成 19 年度に試算した「県が直接施設整備した場合の工事費」と比較して、67 億円のコスト削減を達成した。また、運営業務については、病院全体として給与費や委託費が増加傾向にあるものの、費用の増加を収益の増加が上回っており、効率的な病院運営が実現できているものと評価している。

なかでも、医療事務は、PFI 事業展開のために設立された特別目的会社（SPC：Special Purpose Company）である愛媛ホスピタルパートナーズ（EHP）の直営化という前例のない運用を展開しており、医師、看護師を含めた病院全職員と医療事務スタッフによる運用重視型の PFI 事業により、さまざまな工夫を行っている。

経営状況

当院は、平成 18 年度から実施した新病院建設や平成 19 年に作成された総務省公立病院改革ガイドラインに基づく更なる経

病　院　⟷　EHP（愛媛ホスピタルパートナーズ㈱）

病　院
○医療（診療、看護等）
○病院経営
○ SPC 委託になじまない業務
　・法令や業務の性質上県が実施
　　総務、人事管理、予算、会計など

EHP（愛媛ホスピタルパートナーズ㈱）
○個別業務のマネジメント
・運営業務　・調達関連業務
・利便施設運営業務
○医療事務業務
○病院経営支援
○施設整備業務
・設計業務　・施工業務　・工事監理業務
○調達関連業務
・医療機器および一般備品調達、医薬品
・診療材料調達、准備品・消耗品調達等
↓
協力企業
○運営業務
・給食・医療機器保守点検・物品管理
・滅菌・洗濯・清掃・施設メンテ・警備等
○利便施設運営

図 1　PFI 業務体制

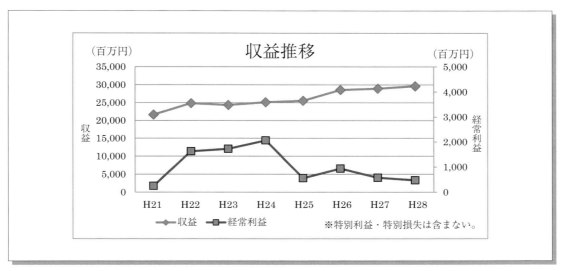

図2　病院の収益と経常利益

営改革、4疾患5事業に対し、当面の医療強化と医療整備を優先させてきた。

　幸い、当院は長年、経常収支で黒字を確保し続けていることもあり、平成28年には自治体立優良病院として、2回目の総務大臣表彰を受賞した。

DPC対象病院へ参入

　DPC対象病院への参入は、前述のとおり平成24年4月と他院に遅れた。

　参入に当たり、経営コンサルタントであるグローバルヘルスコンサルティングジャパン（GHC）により、DPC制度の仕組みや疾患別入院期間設定について、まずは病院幹部職員や事務部門、EHP診療報酬担当事務職員への教育を行った。

　また、全職員に向けては、「急性期病院の入院患者も高齢者が多くなり、入院が1日長くなることにより、筋肉の衰えから歩行障害や座位の維持ができなくなり、転倒や誤嚥性肺炎を併発する危険性、認知症症状など精神症状の出現が高まる。できるだけ短期間の入院が大切である」ことを繰り返し説明した。

　そして、当院の各診療科の診療・経営に関するデータ分析を行い、他院との比較を示しながら、「DPC入院期間Ⅱの設定は、全国の病院での平均入院期間を基に設定されており、診療報酬、経営面で入院期間Ⅱ以内での退院が重要である」ことも説明した。

　しかし、当初は一部の管理部門職員や各診療科医師達から、「当科は高齢者や合併症を多く持っている重症患者ばかりであり、他院とは異なり日数短縮は無理だ」などの声が上がるなど、在院日数の短縮や入院期間Ⅱ以内での退院は一筋縄では指導できなかった。平成23年度の診療別入院期間分析によると、眼科、呼吸器内科、整形

外科、形成外科、耳鼻咽頭科、神経内科では、6～8割強がDPC期間Ⅱを超えており、全体の在院日数は14.9日であった（図3）。

このため、DPC制度の解説を、医師だけでなく各病棟の看護長、看護次席を対象として診療科ごとに行う「診療科ミーティング」を始め、毎月実施した。この中で、GHCによるデータ分析を基に、各診療科でのDPC成績による他院との診療行為や薬剤、指導などの比較、解説をGHCメンバーにより開始した。

GHCという第三者による解説であること、他院との比較とはいっても、同規模の官公立病院との比較が中心であることから、話に説得力があり、図3のように、在院日数はようやく短縮するようになった。

DPC病院に参入した平成24年より開始した「診療科ミーティング」には、当初より、経営企画グループ、EHPの医事と病歴スタッフを参加させ、自分達で説明させることにより一層理解を深めた。

平成29年度からは、当院およびEHPスタッフのみで開催し、時間は1時間として診療科での代表的な2～3疾患での指導料の入力漏れ、特定治療食の指示漏れや過剰な注射・投薬の指摘、入院日数の適正化、紹介患者の医療機関の分布状況、査定内容の紹介などについて、約10名のスタッフがプレゼンテーションをしている。

もちろん、このミーティングには、開始当初から必ず、院長、診療報酬委員長も出席している。

これらの取り組みの積み重ねにより、平成28年の診療報酬改定では、大学病院に準じる医療を提供できる病院とされるDPC Ⅱ群病院に、愛媛県内で初めて選ばれた。

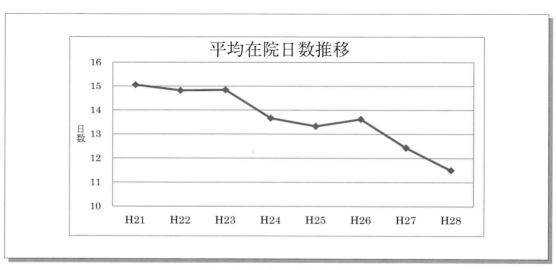

図3　在院日数の経時的変化

神経内科での「診療科ミーティング」、具体的事例(2015.8.25開催)

① 診療報酬の適正請求

査定率と神経内科における投与薬剤、抗パーキンソン剤での査定事例報告、てんかん治療における特定薬剤治療管理料の算定漏れ、救急医療管理加算の算定漏れ。

② 脳梗塞症例におけるＤＰＣ分析

エダラボン使用症例の分析では、入院期間のピークは全国の他院と同様に13日から15日であるが、20日以上の入院期間Ⅲの症例もあり、長期入院を1例でも減らすよう指摘。自宅への退院症例は平均在院日数が15日であるが、転院の症例では24日であり、入院当初から医療連携を開始するよう指示。入院期間の延長により、投薬や注射、画像検査も多くなること、造影剤は後発医薬品を使用することもＤＰＣでは必要と解説。病名記載では梗塞の部位や原因を記載すべきことも説明。

③ 脳梗塞患者の住所分析

半径5ｋｍ以内の患者が多いが、中予地区の南部（松山城より南）の患者が多い。また、転院先も、同様の地区を希望していることを説明。

④ 副傷病名

肺炎や尿路感染症などが存在するときには、副傷病名を病名入力すること。副傷病により入院期間Ⅱが長くなることを解説。

⑤ てんかん症例におけるＤＰＣ分析

2014年度診療報酬改定で、DPC入院期間Ⅱの日数が5日まで短縮され、他院では2日での退院が最も多いにもかかわらず、当院は平均在院日数7.2日。しかも、退院3日前から診療行為がないので診療密度が下がる要因となることを解説し、神経内科スタッフの納得のうえ、日数短縮の同意が得られた。

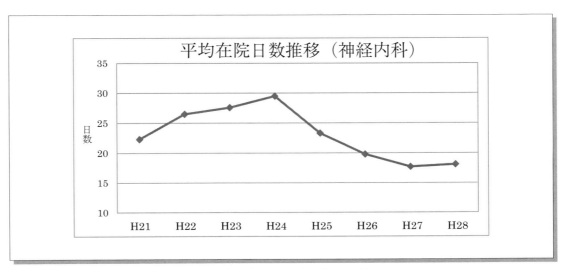

図4　神経内科の在院日数の経過表

地域とともに歩む 〜地域医療連携の強化〜

現在、医療機関の機能分化や連携が進められており、当院は愛媛県の基幹病院、自治体病院として、今後一層、高度救命救急医療や高度急性期、急性期医療を継続、強化していく必要がある。このためには、地域医療機関との連携や信頼関係を築き上げることが重要となる。地域医療機関との連携を強化するために、当院への紹介医療機関の分析を行い、紹介患者の多い上位20医療機関へは、毎年、地域連携室室長と地域連携室看護長が訪問している。

また、病院主催の地域医療連携懇話会の開催は年4回程度であったが、現在、毎月の開催を目標に回数を増やしており、多数の診療科において地域の先生方と当院医師との顔の見える連携がスムーズになってきている。この懇話会には、毎月、約70〜100名の松山地域を中心とした医師や看護師、検診施設関係者に参加して頂いている。懇話会の内容も、病院や診療所での診断面や疾患の治療面での注意点を中心にして、「日常診療ですぐに役に立つ○○○」、「これだけは注意が必要な○○○治療」、「30分でわかる○○病」などの話題を盛り込み、テーマに関連する当院の診療科医師4〜5名が講演をしている。

この懇話会を通じて、地域の医療機関に対し、日常診療を地域の医療機関で行っていただき、治療方針に困った時や検査成績

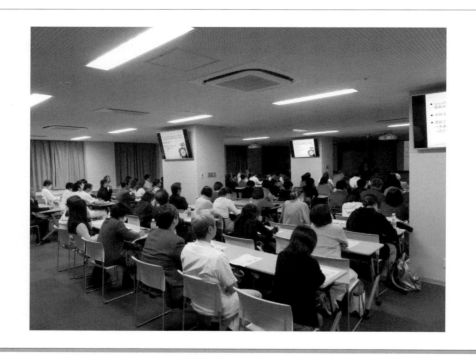

図5　医療連携懇話会

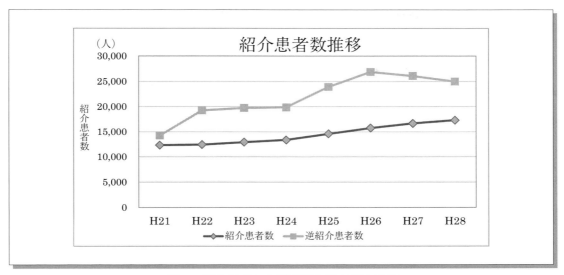

図5　紹介患者および逆紹介患者年次推移

が悪くなった時には、当院へ紹介して頂くようお願いし、また、できるだけ患者が「かかりつけ医」を持って頂くため地域の先生へ逆紹介するよう、各診療科の先生方へ指導している。

こうした医療連携懇話会の開催や逆紹介の推進などにより、地域の先生方からの紹介患者が徐々に増加し、年間紹介患者数は、平成24年までは各年約100名から500名ずつの微増に留まっていたが、平成25年以降は、1年間で1,000名前後増加し、平成28年度には17,328名となっている（図5）。

こうして病院と地域の先生方、双方がウインウインの関係となるように努めている。

おわりに

病院経営は、自治体病院であっても重要である。黒字経営でなければ、最新機器が購入できなくなる、そうなれば、患者の集客力が減り、職員の意欲も低下する、さらに患者が減り、一層、経営は苦しくなるといった負のスパイラルに陥る。

患者への安心・安全な医療を継続しながら、職員一同、努力することが重要である。地方においては、医療（病院）がなくては、地域は存在しなくなる。地域の維持・発展のためにも、愛媛県の基幹病院として、今後も、県民の医療を支える責任があることを職員に繰り返し説明し、高度な医療を提供し続けられる病院でありたいと考えている。

（2017年8月執筆、2018年2月加筆）

●愛媛県立中央病院

所在地：愛媛県松山市春日町83番地
病院長：西村　誠明

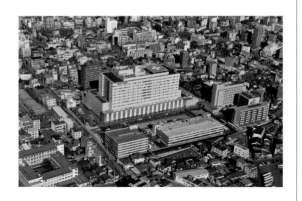

職員総数　1,621人
外来患者数（1日当り）1,599人
入院患者数（1日当り）621人
1月当り新入院患者数 1,597人
施設認定・指定等：
・高度救命救急センター
・総合周産期母子医療センター
・地域がん診療連携拠点病院
・地域医療支援病院
・愛媛大学医学部関連教育病院
・厚生労働省臨床研修指定病院
・基幹災害拠点病院
・へき地医療拠点病院
・保険医療機関（健康保険法、国民健康保険法）
・労災保険指定医療機関
・生活保護法指定医療機関
・原子爆弾被爆者一般疾患医療機関
・指定自立支援医療機関（育成医療・更生医療・精神通院医療）
・母子保健法指定養育医療機関
・母体保護法指定医療機関
・助産施設
・結核指定医療機関
・第二種感染症指定医療機関
・エイズ治療拠点病院
・難病医療協力病院
・ガス障害者指定医療機関
・公害医療機関
・臓器提供施設
・非血縁者間末梢血幹細胞採取・移植認定施設
・非血縁者間骨髄採取・移植認定施設
・肝疾患専門医療機関
・救急告示病院
・不在者投票指定医療機関
・DPC対象病院
・造血幹細胞移植推進拠点病院
・原子力災害拠点病院

特集　DPC 特定病院群（Ⅱ群）の経営戦略

中長期戦略の策定

飯塚病院 経営管理部企画管理マーケティング室長　仲吉　翔

診療開始 100 周年という大きな節目である 2018 年も目前に迫っている

　この 100 年間、社会の変化や医療を取り巻く環境の変化に合わせ、当院の提供する医療も変化を続けている。1918 年の診療開始当初は 120 床・5 診療科であったが、現在では 1,048 床・42 診療科へと発展した。時代に合わせて変化するものもあれば、変わらずに守り続けているものもある。開設者・麻生太吉翁による「郡民のために良医を招き、治療投薬の万全を図らんとする」という開設の精神である。

　変化のスピードがますます早まる中でも、変わらずに開設の精神を実現し続けられるよう、当院でも地域医療構想と同様に 2025 年を当面のターゲットとした長期戦略と、その最初の 3 年間をターゲットとした中期戦略の策定を行っている。2016 年度に立ち上げた戦略策定チーム（経営戦略本部 中長期戦略部会）は医師部門、看護部門、医療技術部門、経営管理部門を横断

するメンバー構成で、医療経営に関するデータ分析のスペシャリストやマーケティング領域の専門家にも外部アドバイザーとして助言をいただきながら、幅広い視点での検討に努めている。当初の予定より 1 年近く長い期間を要したが、本稿執筆時点の 2017 年 8 月末、戦略の骨子が固まりつつあり、今秋第一版が完成する予定である。今後若干の修正を行う可能性はあるが、これまでの戦略検討の一端を紹介する。

　まず、戦略の背景となる地域および当院の状況に触れておく。当院の所在する福岡県筑豊地域は、県中央部に位置し、3 つの二次医療圏からなる。地域内人口は約 42 万人ですでに人口減少局面にあり、高齢者人口も 2020 年をピークに減少するとみられる。県の地域医療構想によると、2015 年の病床機能報告で把握した病床数は、2025 年の必要病床数に対して高度急性期が 264 床不足、急性期が 1,641 床過剰、回復期が 673 床不足、慢性期が 342 床過剰、という状況である（数字は地域内の 3 つの

二次医療圏の合計）。

当院は1,048床・42診療科を有し、医師約300人を含む約2,500人の職員が在籍する地域医療支援病院である。筑豊地域は県内4地域のうち唯一大学病院がなく、当院が救命救急センター、地域がん診療連携拠点病院、総合周産期母子医療センターなど、多くの基幹的役割を担っている。

地域住民が求める質の高い高度急性期・急性期医療を提供し続けるために

戦略策定にあたり、特に注力すべき領域をどこにするか議論した結果、一丁目一番地はやはり、当院がこの地域において提供すべき医療そのもの、すなわち救命救急医療、がん、脳血管疾患、循環器疾患、周産期医療、小児医療、総合診療などの領域の医療である。それぞれの領域において中長期戦略部会に下部ワーキンググループを編成、現場の最前線で活躍する医師、看護師、医療技術者たちが、現状の課題や今後取り組みたいことなどを議論する場とした。議論の前提となる人口推移や患者数予測などは、ワーキンググループからの求めに応じて、外部アドバイザーの協力のもと事務局（企画管理課）にて用意した。各ワーキンググループにて、診療の質と患者数や治療件数などの目標が設定された。数的目標は必ずしも増加することを前提としておらず、市場予測に基づいて、現状維持を目標とすることもある。

医療そのもの以外の視点についての戦略も必要

診療領域によらず、全病院的に注力すべき視点として、「質と安全」、「地域連携」、「人材力」、「患者経験価値」、「健全経営」が挙げられた。

「質と安全」では、まずは整備が遅れているQuality Indicator（QI）の設定に着手する。先行病院の事例を参考にしながら当院にふさわしいQIの設定を行うが、測定そのものに現場スタッフの負担が生じないような仕組みにしていくことが重要なポイントであることが確認された。QI設定後は、当院の強みの1つであるカイゼンのノウハウを活用して、一層の質向上に取り組んでいくことになる。安全に関しては、医療安全推進室の主導により不具合報告とその対策のための仕組みをはじめとする基盤はすでにできているため、今後は象徴的な指標を設定して全職員で共有し、既存のシステムの維持・発展により医療事故ゼロに向けた安全文化の確立をこれまで以上に強く目指していく。

「地域連携」では、紹介・逆紹介をスムーズに行うための指標やアクションを目標として設定することはもちろんであるが、地域医療構想を考慮しながら、地域内の各病院とのコミュニケーション強化を図り、役割分担や患者さんの紹介・逆紹介だけでなく、必要に応じてスタッフ教育なども含めたこれまで以上の連携強化を図っていくことも盛り込む。

「人材力」は、志のあるスタッフをいかに集め、やりがいを持って成長してもらい、「ここで働きたい、働けて良かった」と思ってもらえる、そんな病院であるためにどうあるべきか、何が必要かを目標として設定する。やりがいと成長、という観点では、各職種で新人教育は比較的手厚く行われている反面、中堅層の教育やキャリアアップ支援が手薄であることがわかり、この点の強化が重要なポイントの1つであることが認識された。

「患者経験価値」という言葉は聞きなれないが、民間企業で一般的に使われている「顧客経験価値」という言葉は聞いたことがある、という方も少なくないかもしれない。商品そのものを良くする、というだけでなく、その商品を選ぶ過程、購入する過程、そして使用する過程など、あらゆる過程で顧客が得る価値を上げることによって競争力を高めるマーケティング手法である。この概念を病院に取り入れたものが「患者経験価値」である。病院にとっては「商品」といえる医療そのものの質を高めていくことはもちろんであるが、病院を選ぶ段階から、来院・受診、そして受診後までのすべてのプロセスを通じて患者さん・ご家族が感じる価値を高め、訴求していく。かかりつけ医から紹介されたから飯塚病院に来た、この地域では飯塚病院でしか治療できない病気だから来た、という患者さんも実際には少なくないかもしれないが、患者経験価値を高め、受診された患者さんやご家族が「飯塚病院に来て良かっ

た」と感じてもらえる病院づくりを進めていく。

最後の「健全経営」には、これまでに紹介した注力すべき視点の実現を推進しつつ、継続的な成長に必要な投資を行える経営状況を保ち続けるために取り組むべき施策を盛り込む。

ビジョンを共有し目指す方向が一致すれば、より大きな成果を生み出せる

当院では事業計画制度、目標管理制度を早くから取り入れており、毎年全診療科・部署で事業計画を立案し、それに沿った目標設定と評価を行っている。これらの制度は古くから導入しており、仕組みとしてすでに確立しているため、当院では全職員が目標を明確に持ちながら日々の業務に取り組む土壌ができている。しかしながら、目標が1年ごとに設定されるために連続性がなく、せっかくの取り組みが単発で終わってしまうことや、各部署が個別に目標設定を行うため部署や職種の垣根を越えた相乗効果が発揮されないことなどが散見されるなど、まだまだ発展の余地がある。また、年々忙しさを増す医療現場において、職員のベクトルがしっかりと同じ方向を向いていないこともあり、疲弊感を感じる者も少なくないと思われ、飯塚病院はどこを目指すのか、自分は何のために働いているのか、いつでも立ち返って確認することができるような旗印が必要である。今回長い時間を掛けて、ようやく完成が見えてきたこ

の中長期戦略は、これらの課題の解決に大きく役立つものと期待される。

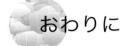
おわりに

100周年記念事業の一環として開設した特設ホームページにて、当院院長は『100年にわたる地域の皆様の信頼に心から感謝するとともに、気持ちを新たに次の100年への出発点に立ち、患者の皆様に価値ある医療をお届けして「日本一のまごころ病院」を目指してまいります。』という一文であいさつを締め括っている。「次の100年への出発点」となる2018年度、ここから100年先を見通すことは困難かもしれないが、少なくとも2025年までの道筋を「未来からの反射」によって明るく照らす役割を、この中長期戦略が果たすであろう。

（2017年9月執筆、2018年2月加筆）

●飯塚病院

開設：1918 年（大正 7 年）8 月
所在地：福岡県飯塚市芳雄町 3 番 83 号
病院区分：地域医療支援病院
院　　長：増本　陽秀

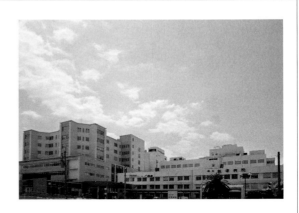

病床数：1,048 床（一般 978 床、精神 70 床）
診療科目：42 科・部
　　　　　総合診療科、呼吸器内科、呼吸器腫瘍内科、循環器内科、心不全ケア科、消化器内科、肝臓内科、神経内科、腎臓内科、血液内科、内分泌・糖尿病内科、膠原病・リウマチ内科、心療内科、小児科、リエゾン精神科、漢方診療科、外科、消化管・内視鏡外科、肝胆膵外科、呼吸器外科、呼吸器腫瘍外科、整形外科、産婦人科、心臓血管外科、脳神経外科、泌尿器科、皮膚科、眼科、耳鼻咽喉科、小児外科、形成外科、歯科口腔外科、麻酔科、ペインクリニック科、救急部、集中治療部、緩和ケア科、画像診療科、放射線治療科、臨床腫瘍科、リハビリテーション科、病理科
従業員数：2,439 名（2017 年 8 月 1 日現在）
　　　　　（内訳：医師 303 名、看護師 1,097 名、医療技術者 525 名、事務・その他 514 名）
診療統計（2016 年）
　外来患者数：462,729 人（1,896 人／日）
　入院患者数：327,337 人（894 人／日）
　救命救急センター受診者数：34,684 人（1 次 27,672 人、2 次 6,555 人、3 次 457 人）
　手術件数（手術室内）：5,865 件
　平均在院日数：14.4 日

特集　DPC特定病院群（Ⅱ群）の経営戦略

長崎医療センターの取り組み

独立行政法人国立病院機構　長崎医療センター　経営戦略室経営戦略専門職　河本　卓也

はじめに

　長崎医療センターは長崎県の中央に位置する県央二次医療圏に所在している。県内で最初の救命救急センターとして二次医療圏を越えた広域からの重症患者を受け入れてきた。また長崎県の8つの二次医療圏のうち4つは離島である。当院は離島の親元病院として離島で勤務する医師の教育をはじめ防災ヘリ・自衛隊ヘリを利用しての重症患者の受け入れを行ってきた。さらに現在は長崎県のドクターヘリ基地局病院として離島を含む長崎県全域の救急体制の確立を図っている。

　当院の中核となる診療機能は「がん診療」（がん診療拠点病院）、「救急医療」（救命救急センター）、「周産期」（総合周産期母子医療センター）、「肝疾患」（肝疾患拠点病院）であり、これらの4つの機能を中心に高度急性期医療を提供している。

DPCⅡ群病院指定への取り組み　－診療密度－

　平成24年度から開始した医療機関群では当院はⅢ群であった。その原因は「診療密度」でありその他の実施要件は基準値を十分に上回っている結果であった。要因分析の結果、平均在院日数がやや長かったことと、入院時の検査の削減やジェネリック薬品の積極的導入が影響していると考えた。そのため、診療密度改善への取り組みとしては平均在院日数の短縮、エコーや処置等の算定漏れの改善に取り組むこととし、診療密度を下げる可能性のあるジェネリック薬品の導入等はこれまでどおり推進し、国の目標値達成を継続していくこととした。平均在院日数短縮への取り組みは今までも効率性指数改善として取り組んでいたがこれを機に取り組みの強化を図った。

　まずは院内で使用中のすべてのクリニカルパスについて設定日数がDPCⅡ日内であるかの確認を行い、超えているものはⅡ日に設定できないか関係者で検討を行い修

正していった。またクリニカルパスを使用しているが設定日数を越えて退院しているパスについても原因分析を行い、クリニカルパスの見直し、もしくは運用の徹底等を図った。これらを継続的に実施することにより、平成28年度に実施要件のすべてをクリアしてⅡ群の指定となった（表1、図1）。

救急医療への取り組み －ドクターヘリとEMTAC－

当院の救命救急センターは昭和53年に開設され、防災ヘリおよび自衛隊ヘリを利用した離島からのヘリ搬送をはじめ、県内唯一の救命救急センターとして全県域を対象に救急医療を担ってきた。（注；平成22年、平成24年に救命救急センターが開設され、現在は県内に3施設ある。）

また、平成18年からは長崎県ドクターヘリの基地局として離島のヘリ搬送だけでなく全県を対象に年間800件を超えるドクターヘリが出動し、さらなる救急医療の強化を図ってきた。平成29年3月からは医師同乗救急自動車（通称：EMTAC）の運用を開始した。このEMTACとは当院所在地域の消防本部と連携し、消防本部所属の救急車出動の際に当院医師が救急車に同乗し現場へ出動するシステムである。これによりドクターヘリ出動基準に該当しない当院近隣地域で重篤な患者が発生した場合でも救急医による病院到着前診察が提供できるようになり、近隣はEMTAC、遠方はドクターヘリと地域の救急医療体制の強化を図ることができた。

			基準値		当院
【実施要件1】 診療密度			2513.24	○	2550.62
【実施要件2】 医師の研修の実施			0.0222	○	0.0575
【実施要件3】 高度な医療技術の実施					
外保連試案	(3a)	手術実施症例1件あたりの外保連手術指数	12.99	○	15.10
	(3b)	DPC算定病床あたりの外保連手術指数	118.18	○	138.48
	(3c)	手術実施症例件数	4,695	○	5,593
特定内科診療	(3A)	症例割合	0.0101	○	0.0140
	(3B)	DPC算定病床あたりの症例件数	0.1940	○	0.3049
	(3C)	対象症例件数	115	○	186
【実施要件4】 重症患者に対する診療の実施			0.0855	○	0.1776

表1 平成28年度医療機関群通知内容

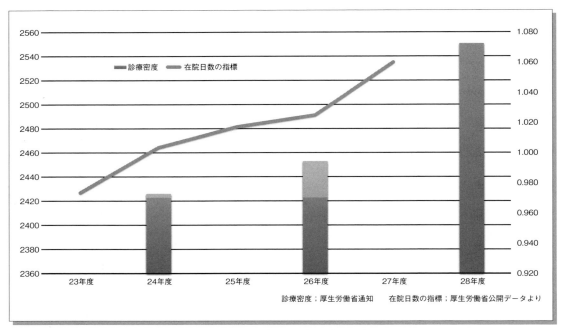

図1　診療密度、在院日数の指標

安心できる入院への取り組み －予約入院支援センターの導入－

患者さんが安心して入院診療に専念できることと、休薬指示漏れ等による手術等のスケジュール変更を生じさせないことを目的に、平成24年予約入院支援センターを設置した。

この予約入院支援センターでは、入院前にクリニカルパスによる治療内容の説明を行い、今後の治療への理解を深めていただくことに努めている。また、入院費用の説明や公費申請・限度額認定証の手続きなど入院前に準備等していただくことを説明することにより、患者さんやご家族の診療面、経済面の不安を少しでも解消していただき、安心して入院していただくために取り組んでいる。さらに、予約入院支援センターに薬剤師を配置して入院前に患者さんの服薬情報を確認し、手術等の侵襲的治療への影響がある服用薬がある場合、医師との連携のうえ休薬等の説明を行っている。これにより予定手術の延期等を未然に防ぐことができ、効率の良い手術室運営ができているものと考える。

診療情報の二次利用への取り組み －医療の質向上と経営改善－

国立病院機構ではDPCデータやレセプトデータを用いて臨床評価指標を作成している。当院ではこの臨床評価指標を参考に医療の質改善に取り組んでいる。機構内の

同規模病院や平均値と比較し改善への取り組みが必要と判断した指標について、原因分析、改善策立案および実行、評価を行い、PDCAサイクルを回すことを意識しながら医療の質の向上に努めている。

また院内でのデータ活用として、DPCデータや電子カルテ情報を活用して、クリニカルパスの見直しや原価計算、患者分析、診療報酬の精度確認など医療の質向上や経営改善を目的とした診療データの二次利用を実施している。

● 薬剤管理指導料の強化

臨床評価指標により「特に安全管理が必要な医薬品」に対する服薬指導件数の実施率が低いことが判明した。服薬指導については概ね良好に実施しているものと考えられていたが、総件数は多いものの「特に安全管理が必要な医薬品」への取り組みが平均を下回っていた。そのため、医師および薬剤師、診療情報管理士により対策案を立て、薬剤オーダーを常時モニタリングすることにより的確に対象患者を抽出し優先的に服薬指導を行うように実施した。これにより、限られたマンパワーで一定の成果をあげることができた。

● 365日リハビリの実施

ガイドラインにも示されているとおり、脳卒中の患者へのリハビリは可能な限り早期に実施すべきであり、当院でも早期に実施していると考えられていた。しかし、データで確認したところ、多くは入院翌日から開始していたが入院から2日や3日後に開始されている症例も一定数見受けられた。その原因を調査したところ金曜日から土曜日にかけて入院した患者が多かった。当時、当院では連休が続く場合を除き、基本的に平日しか療法士が勤務していなかったことが要因である。週末もリハビリを実施し365日切れ目のないリハビリを実施するためには人員の増や現場の理解が必要であった。データにより早期介入ができていない実際の件数を把握し週末リハビリの実施に協力してくれた。人員増も欠かせないがこれには国立病院機構本部の承認が必要である。そのためデータを元に医療の質改善の必要性と経営効果を併せて申請し、機構本部の承認を得ることができた。データが示す十分な必要人数は確保できなかったが、療法士の協力等により365日休むことなくリハビリを提供することが開始できた。その結果、脳卒中リハビリの開始時期も早くなり併せて週末も通して継続的なリハビリを実施しているため在院日数短縮にも寄与できたものと考える。

おわりに

当院の取り組みの一端を紹介したが、開院以来、先輩方が地域医療の充実を目指し、救急医療、周産期医療、がん医療、離島医療など地域に必要とされた医療へ取り組んだ結果がDPC II群として評価されたものと考える。昨年度、地域医療構想が策定され、今後はこの構想を元に地域最適化

の医療体制を構築していく必要があると考える。これからも今まで以上に職員一丸となり地域に必要とされる病院作りを目指していきたい。

（2017年3月執筆、2018年2月加筆）

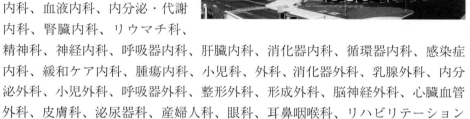

●独立行政法人国立病院機構
　長崎医療センター

＜平成29年4月の状況＞
所在地：長崎県大村市久原2丁目1001-1
院　長：江﨑　宏典
診療科：36科
　　　　内科、血液内科、内分泌・代謝内科、腎臓内科、リウマチ科、精神科、神経内科、呼吸器内科、肝臓内科、消化器内科、循環器内科、感染症内科、緩和ケア内科、腫瘍内科、小児科、外科、消化器外科、乳腺外科、内分泌外科、小児外科、呼吸器外科、整形外科、形成外科、脳神経外科、心臓血管外科、皮膚科、泌尿器科、産婦人科、眼科、耳鼻咽喉科、リハビリテーション科、放射線科、麻酔科、病理診断科、臨床検査科、救急科
職員数：1,182名（医師210名、看護師635名、その他337名）
病床数：643床（一般610床、精神33床）
1日平均入院患者数：520.5名（平成28年度実績）
1日平均外来患者数：743.9名（平成28年度実績）
主な診療機能、施設基準：
　　　　高度総合医療施設、臨床研究センター、救命救急センター、災害拠点病院、DMAT指定病院、へき地中核親元病院、へき地医療拠点病院、総合周産期母子医療センター、地域がん診療連携拠点病院、WHO肝炎協力センター、長崎県肝疾患診療連携拠点病院、エイズ拠点病院、地域医療支援病院、腎臓移植推進協力病院、臨床研修指定病院、臨床修練指定病院、DPC Ⅱ群病院、7：1一般病棟入院基本料、救命救急入院料3、総合周産期特定集中治療室管理料（母体・胎児、新生児）、小児入院医療管理料2、総合入院体制加算1、がん拠点病院加算、精神科身体合併症管理加算

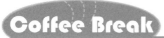

●このコーナーでは、病院の事務スタッフにお薦めしたい本やTVドラマ、映画などを紹介します。

病院経営はいかにあるべきか
～病院グループを創り、医科大学を開学させた医師の半生記～

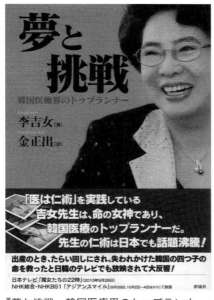

『夢と挑戦―韓国医療界のトップランナー』
李 吉女（著）彩流社、2010年

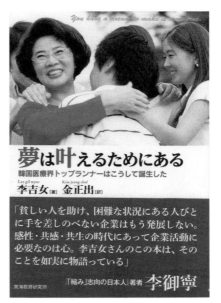

『夢は叶えるためにある―韓国医療界トップランナーはこうして誕生した』
李 吉女（著）東海教育研究所、2013年

　今回のCoffee Breakでは、女性医師の2冊の半生記を紹介したい（写真ご参照）。病院関係者（とりわけ病院長）は、何はさておいても、さっそく読んで頂きたい本だ。また大学関係者（特に学長）も、是非読んで頂きたい。もの凄い内容が本音で書かれている。

　2冊の本の著者は李吉女（イ・キルニョ、Lee gil nyeo）さん。韓国の女性医師で、ソウル大学医学部同窓会会長も5期10年務めている。もちろん初の女性会長である。半生記執筆時には私立の嘉泉大学（カチョン大学、Gachon University）の総長のポストにいる。この大学は医学部を持つ総合大学で嘉泉吉財団（Gachon Gil Foundation）の「教育部門」を担っている。学生・院生数は1万2千人。嘉泉吉財団は巨大な教育・医療・研究グループで、「教育部門」以外に「医療部門」では6つの病院と10の専門医療センター、「研究部門」には3つの医学研究所を持っている。その

すべてを李さん自らが創設し、育てて来た施設・組織である。すごい業績である。理想の医療・教育・研究の体制構築を自分の使命と信じ、それに向かって邁進していく李さんの姿はすざましい。医療関係者、教育関係者だけでなく世界中の女性が是非知っておいて欲しい医師である。

　現在の韓国の病院経営に関する文献を探した。韓国語（ハングル文字表記）での資料はある。しかしハングル文字はいくら眺めていても私には何一つわからない。英語や日本語での文献は期待薄であった（これは日本も同様で、日本の医療や病院を英語で紹介出来ていない）。駄目元でネット検索すると「韓国医療界のトップランナー」という本の副題がヒットしてきた。クリニックが繁盛して成功した開業医の本であろうかと思いながら、注文して取り寄せた。ところが読み始めてみて驚いた。この本は途轍もなく凄いレベルの病院経営書、大学経営書であった。大変な宝の山の発見となった。

　私の専門は病院経営論である。それゆえ内外の病院理事長や病院長が執筆した本や文章は数多く読んできた。それらには自院の運営方針や苦労して行った経営改善が書かれている。しかし李さんの本は、単に病院経営への取組や経験を報告、紹介する本ではなかった。「病院を創るときの考え方」、「病院運営での心構えの在り方」、「医師はどうあるべきか」、「病院長は何を重要とすべきか」、「大学学長は何をしていなければいけないのか」といった事に対する李さんの考え方が、包み隠さずに説かれる。読者は李さんの目線が常に患者たちまたは学生たちに向いていることに気が付く。日本の病院長は捲る１ページ、１ページごとにきっと「ハッ」とする言葉に出会うであろう。もしかすると、長年持ち続けてきた病院経営の命題が一気に解けるかも知れない。「なるほど、病院経営とはこうすべきなのだ」と教えられる処が実に多い。私の本はどのページも黄色のラインマーカーで塗り潰された。日本にはこのような本が今までには無かっただけに、大変ありがたい。「爪の垢を煎じて飲む」という諺があるが、病院経営者にとって、李さんは正にそのような医師だといえる。正直な話、この２冊の文章は文学的に洗練されてはいない。サパサパと素っ気ない。医師が書く文章には、カルテ調の無味乾燥なものが多いのは常のことだ。しかし紙面からは著者の病院経営や大学運営への熱意が強烈に伝わって来る。

　李さんの人生に沿って、彼女の生き方、考え方を少し紹介してみたい。李さんは

1932 年に全羅道（朝鮮半島南西地方）全羅北道の農村で生まれ育った。名門や素封家の家ではなく、ごくごく普通の庶民の子であった。解放 3 年目の 1948 年、李さんが16 歳の時に父親が急性肺炎で急死する。李さんが住んでいた田舎にはきちんとした病院も腕利きの医師もいなかった。叔父が父の遺体の前に額ずいて号泣しながら「ここが日本だったら、病院に行って治療を受けられたと思うと、悔しくてしかたない」と嘆く言葉を聞き、彼女は医師になると決意する。余談だが、日本人の歴史では、「ここがアメリカだったら…」という無念の経験は持っていないであろう。この「悔しさ」「無念」という感情が韓国の人達の凄い処だと、此処の記述から知った。李さんはためらわずに最高峰のソウル大学医学部を目指す。「死に物狂いで勉強に励んだ」と書いている。「死に物狂いで勉強」という表現は尋常ではない。本を読むと、李さんの勉学への姿勢には全く頭が下がる。自分の目標達成のためとはいえ、人間とはここまで勉励が出来るものであろうか。刻苦勉励し、大学入学まで首席の座に座り続ける。当時の韓国は男女差別の文化がまだ強く残っており、女性が高等教育を受けたり、農村の女子が高校に進学したりすることは極めて稀な時代であった。義務教育は（1980 年頃まで）小学校までだった。そのような時代に、農村の女子生徒がソウル大学医学部の合格を果たす。女子の合格者は数人の時代である。李さんは全羅道からソウル大学医学部に進学した初めての女子学生となった。合格発表の日、李さんは「可能性とは夢に向かって努力する人だけが、勝ち取るものだ」と悟り、自分の人生訓にする。

入試（1951 年）は朝鮮戦争の渦中に行われた。その後も戦争は激しさを増し、正常に授業を受けられない大学生は他の大学で学べるという戦時連合大学体制がとられた。首都ソウルが陥落し、国民は南に向けて逃げていく。北朝鮮軍が最期の砦、プサン（釜山）に迫って来ても韓国政府は教育を放棄していない。このような例はおそらく世界の歴史で類を見ないであろう。李さんもプサンで授業を受けている。6 年後に卒業し医師となる。故郷の郡山道立病院、ソウル赤十字病院（韓国で唯一インターンとレジデントの制度があり、月給も支給した）を経て、1958 年にインチョン（仁川）で産婦人科を開業する。産婦人科を選んだのは、産婦人科の医師は男性だけであったし、女性は社会的地位がとても低く、経済的理由も加わり、女性への保健・衛生・医療が遅れていたからである。

年代は少し戻るが、1945 年に朝鮮半島から日本が敗退していった後、北緯 38 度線

の南側はアメリカ軍、北側はソ連軍が占拠し、軍事政権が敷かれた。1948年に韓国念願の独立が達成される。しかし1950年に朝鮮戦争が勃発する。太平洋戦争末期に日本の沖縄と満州国は戦場になったが、本土は都市空襲の被害だけですんだ。朝鮮戦争で韓国側は、国の全土が戦場になっている。韓国の国民は凄まじい数字で亡くなった。この戦争で南北朝鮮合わせて400万人、国民の5人に1人が戦死したという。韓国では兵士だけでなく多くの市民も亡くなり、戦争孤児が溢れる。ソウルは荒涼とした焼野原と化し、多くの工業施設が破壊され、国土は人的資源、物的資源ともに荒廃した。現在の韓国からはとても信じられないが、当時の韓国は世界の最貧国の一つに落ち込んでいく。朝鮮戦争に伴い、占領下日本はアメリカ軍からの物資注文を足掛かりに経済復興にテイクオフしていった。西ドイツは朝鮮戦争に伴う国際的物資不足により輸出の躍進を遂げ戦後復興につなげていった。第二次世界大戦の2つの敗戦国が朝鮮戦争の特需を享受し回復していったのとは対照的に、戦争当事国であった韓国は貧しさから脱出できないでいた。

　このような時代に開業医になった李さんは、貧しさから病院に行けず生涯1度も医師の顔を見ることが出来ないまま亡くなっていく病人の存在を、身をもって知る。そして「お見合いの時間に患者を一人でもたくさん診る！」との気概で、お見合いの時間を惜しみ、自分の睡眠時間も削れるだけ削り、一人でも多くに患者を診察しようと邁進していく。この時代の李さんの気迫は、読んでいる本のページから燃え上がってくる。

　李さんは米国留学を志す。「どうせなら韓国で一番優れた医者にならなきゃならない」が留学目的で、李さんは常にこういうアグレッシブな考え方、生き方をする人だ。昔、日本の大学受験では「四当五落」が言われたが、李さんが受ける留学への医師資格試験の場合は「少なくとも1年以上はふとんで寝ようと思ってはならない」が韓国での受験生での不文律だったそうだ。李さんは1日中患者の治療に取り組み、夜はくたくたになりながらも睡眠を惜しみ、食事を抜いて時間節約をしながら試験準備に没頭する。この受験勉強を3年間行う。難関の試験に合格し、ニューヨークのMary Immaculate Hospitalでのインターンが始まる。そこで見た物資豊かなアメリカの病院は、貧しい運命を背負っていた韓国では想像もつかないものであった。李さんは羨ましいという気持ちを、いつか韓国もこのように暮らしてみなければならないとの決意に変える。米国の病院は体系的なシステムを持ち、医療チームは患者に対して親切で情熱

をもって接していた。李さんはこのインターン時代も睡眠時間を削れるだけ削り、患者に付きっ切りで過ごしていく。「眠る者は単に夢を見るが、眠りに勝つものは自らの夢を実現する」の格言が、その後の李さんの人生哲学となる。厳しい生き方だ。「睡眠時間を削れるだけ削って切磋琢磨努力奮闘し、ひたすら頑張る」と公言し、そしてそのように生きた人を、私はこの李吉女さん以外では知らない。李さんは自負心を持つと共にそのような自分の生き方に対して大いなる誇りを持つ処が実は凄い。

アメリカから帰国後、産婦人科の個人病院を開く。李さんは半生記で、自分は必死であれをした、努力してこれをしたと、病院経営にて実行したことを次々と具体的に列挙していく。読み手は、それを慢心や驕りと感じるのではなく、李さんが一所懸命、患者や病院経営に立ち向かっていく姿勢に感嘆、感心、感銘する。「女傑」という勇ましい女性を表現する言葉があるが、李さんは正に女傑という言葉がふさわしい。しかし一方でこれも正に慈悲深いマリアさまのような、患者思い、学生思いの優しい人でもある。

「病院は常に患者中心でなければならない。医療陣が中心になる病院はあってはならない。病院の門から入って診察をすっかり終えるまで、病院の中で行われるすべてのことは患者の立場で、患者により便利なようになされ、運営されなければならない。これは基本原則である」という言葉を 1968 年に言っている。真実を突いた、すごい名言である。「患者第一（Patient First）」は世界中の病院が理念として掲げている（これは米国メイヨークリニックの "The needs of the patient come first" のコピーである）。しかし「患者中心の病院」は李さんの半生記にて、はじめて見た、聞いた言葉である。患者第一よりも、より上級の哲学概念である。

1975 年、43 歳で日本大学に留学し博士号を目指す。日本で見た医療は、国民皆保険（1961 年〜）、老人医療の無料化（1973 年〜）であった。日本は「一県一医大構想」で医者の数を増やそうとしていた。朝鮮戦争の惨禍を体験した韓国は、当時はまだ貧困から脱することが出来ずにいた。「日本は敗戦したのに、こんなにも暮らし向きがよく、国民すべてがすばらしい医療制度の恩恵を受けているのに、解放から 20 年以上もたつ韓国はどうしてまだ貧しいままで、劣悪な医療のなかで生きていかねばならないのか、と考えれば考えるほど残念でならなかった」と李さんは言う。その悔しさを留飲する。李さんは、日本人は勤勉で集中力が優れ、「イッショケンメイ（一所懸命）」とい

う言葉をよく使ったと書いている。日本留学時代には医学（病理学）の勉強だけでなく日本の医療社会を観察し、李さんは次の3つを決心する。韓国で①総合病院を建てる、②医療が手薄な地域に病院を建てる、③医師を育成する。この3つが後に病院群を組成し、医科大学を設立し、総合大学に拡大させ、基礎医学研究所を開設していくことの基になった。博士号の学位を授与されて帰国する。日本大学は立派な医師を輩出したことになる。大学とは、こうありたい。アメリカと日本で観た医療、そして当時の韓国の医療を鑑み、李さんは母国の医療改善に邁進していく。

李さんは日本から帰国後の1977年、全財産を投じて医療法人を設立し、当時は田舎であったインチョン（仁川）に150床の総合病院「医療法人仁川吉病院」を開設する。日本で決意した3つの夢の中の①と②とを成し遂げる。韓国では1973年の医療法改正で「病院級以上の医療機関は医療法人が主体にならなければならない」となった。医療法人の設立は、個人の財産を社会と国家に捧げるということを意味していた。そして総合病院はすべて医療法人でなければならないとされる。個人が運営する150余りの病院は名前を「病院」から「医院」に変えた。李さんは日本留学時代に医療法人を見てきており、「日本では、既に病院は個人のものではなく、国家のもの、すなわち公共のものであるという概念が広まっており、個人病院の相当数が医療法人に転換していた」と書いている。「利益が出たら、医師個人のためでなく、公益のためにつかう」医療法人立の病院を開設する。当時の韓国では医療法人の病院はまだ珍しく、医療界や社会が李さんに注目した。余談だが、日本の医療法人制度の目的は個人立では難しい事業継続性を法人格取得で確保しようとしたもので、個人財産の社会、国への供出ではなかった。医療法人への出資者は出資持ち分払戻し請求権を保有しており、実態は個人財産の放棄ではない。この点での李さんの理解は今一つである。なお韓国の医療法人制度には「出身持ち分」はないようだ。公益性の次元がちがう。

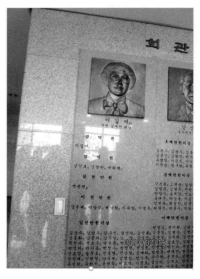

ソウル大学医学部同窓会館内の李吉女元会長のレリーフ。ソウル大学医学部で初めての女性の会長で5期10年間務めた。大学正門横に立つ同窓会館も李会長の時に寄附を募り、建てられた。

1960 年代、70 年代、あまりに貧しい韓国では医師を見たことがないまま病死する人もいた。当時は個人だけでなく国の経済も苦しく、医療保険制度もないことから（1977 年開始）、病人にとって医療費は大きな負担であったようだ。入院や手術には事前の「保証金」が必要であったが、これが貧しい人達にとっては大きな障壁となった。「保証金」を払えないので病院に行くことが出来ない患者が多くいた。李さんの病院は「保証金の要らない病院」という看板を掲げた。それでも患者は半信半疑であった。李さんの生活は、とれる食事時間は日に 1 回だけで、ぐっすり眠ることはできず、終日診療だけに取り組む日が 3 分の 1 になった。ところが「医者にとって最も幸せな時間は患者を見ている瞬間である。医者には、この世で何ものにも増して、患者の病気を治すことが重要である」といって頑張る。無医島や無医村への無料巡回診療を始め、奮闘する。大部分の住民が医者を見るのが初めてだった。そのような医療の現実を多く観る。それが 80 年代、90 年代に、医療過疎地に病院を建てて医療環境を改善する事業に繋がっていく。韓国のこういう話を読むと、当時の日本の国民皆医療保険制度は、外国人にはとても素晴らしく見えたであろうことが理解されてくる。なお韓国の医療保険制度創設は 1977 年と遅かったが、1989 年には早くも国民皆医療保険となっている。またドイツ、日本に次ぎ介護保険制度を 2007 年にスタートさせている。

90 年代半ばから李さんは総合病院ではなく、がんセンターなどの専門病院を展開していく。あらゆる疾病を治療する医者を中心にするのではなく、治療を受ける患者を中心とする専門病院は、病院の未来の姿、と考える。時はまだ 20 世紀末ごろでの考え方である。

1994 年に伝統ある看護専門大学（2、3 年制）の経営を引き受けたことから李さんは自分の使命を医療から教育にも拡げる。日本で決意した 3 つの夢の中の③である。わずか 15 年後には念願の医科大学を開学する。韓国で 41 番目の医科大学、嘉泉医科大学である。受験生の成績は 41 校中の上位 5 位に入った。「自分が設立した大学を選んだ子供たちを立派な医者に育てなければならない」という強い使命感と責任感を意識し、公言するところが如何にも李さんらしい。先端の医学研究所も開設する。その後 2つの大学を合併して総合大学に昇格させ、韓国 10 位以内の名門大学を目指して現在突進中という半生記である。日本では個人の医師が一代で私立医科大学を創設した史実が

ある。女子医専から昇格した吉岡彌生の東京女子医科大学、開業医が医大をつくった聖マリアンナ医科大学と川崎医科大学、大学病院勤務医が医大をつくった藤田保健衛生大学である。本年医学部を開設した国際医療福祉大学もそれに近い。欧米ではクリニックや病院に勤務している一個人の医師が、病院を開設するとか、ましてや医科大学を開学することなどは想像することすらできない。しかしアジアの医師にとっては可能性のある夢、ドクターズ・ドリームである。なお李さんは吉岡彌生を知っていた。

　以上が李さんの医科大学を創設するまでの半生記の前半のエッセンスである。刻苦勉励、アグレッシブで医療に取り組み、日々前進、発展してきた日々であった。医科大学を創設してからの後半は、嘉泉吉財団を、韓国を代表する病院群、研究所群、総合大学にしていく内容である。斬新な自分のアイディア、哲学を次々に実行、実現していく。後半は主に大学の展開と、医学研究所群の創設に半生記の内容は移っていく。大学の学長が読まれると、きっと目から鱗がポロ、ポロ、ポロと落ちてこられ、ビックリされるであろう。2 冊の半生記のうち『夢と挑戦』は医科大学を開学するまでが描かれる。続編の『夢は叶えるためにある』では、医科大学開学後、韓国を代表する総合大学に発展させた手法や、複数の医学の研究センターを設立していく話が主な内容になる。ちなみに現在嘉泉大学キル病院は 1,364 床の病院である。李さんは嘉泉大学を「韓国 10 大私学」に留まらせることなく、次は「2020 年までに世界的な名門大学（Global elite University）にする」と宣言し、大きな夢をもつ。そしてその実現に向かっていく。

　この医師はとても多くの事を行って来ている。半生記を読んで圧倒され、「自分は今まで何も成し得ていない。ちっぽけな人間だ」と卑下、意気消沈してしまうことはない。それどころか明日からの医療や教育の取り組みに対しての勇気が湧いてくる。ご一読をお薦めする。

　参考：嘉泉吉財団のホームページ（日本語）　http://www.gachon.org/jpn/who/who.asp

金城大学　社会福祉学部　医療情報コース　教授　**福永　肇**

好評刊
漢方事始め

- 織部和宏　織部内科クリニック院長
- A5判　128頁
- 定価（本体価格2,500円＋税）
- ISBN 978-4-931419-19-3
- ≪対象≫実地医家

第7刷 増刷出来！

実地医家のために漢方の考え方と実際を三部形式で分かりやすく解説。

目次

第1部　対話・東洋医学と西洋医学の接点
　1. 西洋医学と漢方の証　2. 漢方的診断とは　3. かぜ症候群の漢方治療　4. 気管支喘息の漢方治療
　5. 副鼻腔炎の漢方治療　6. 中医学と日本漢方　7. 水毒と日本人　8. 薬味, 薬性　9. 美人になる漢方
　10. 肥満と漢方　11. 乾燥肌と漢方　12. 冷え性と漢方　13. 髪と漢方　14. 消化性潰瘍と漢方
　15. 慢性膵炎と漢方　16. 慢性肝炎と漢方　17. 過敏性大腸症候群と漢方　18. 慢性下痢と漢方
　19. 体質分類と漢方　20. 婦人科疾患と漢方, 瘀血について　21. 高血圧症と漢方　22. 不整脈と漢方
　23. 頭痛と漢方　24. 五十肩と漢方　25. 慢性関節リウマチと漢方　26. 変形性関節症と漢方
　27. 腰痛症と漢方　28. コムラ返りと漢方　29. ニキビと漢方　30. アトピー性皮膚炎と漢方
　31. 老年病と漢方　32. 参考図書

第2部　対談・漢方の実際
　山田博一／織部和宏

第3部　漢方エキス製剤の運用法

JMP　株式会社 日本医学出版　〒113-0033　東京都文京区本郷 3-18-11-5F
TEL:03-5800-2350　FAX:03-5800-2351

日本医学出版の最新刊や書籍情報は　http://www.jmps.co.jp

好評刊 【改訂第2版】内科診療実践マニュアル

- 日本臨床内科医会 編
- B5判　706頁
- 定価（本体価格 6,800円＋税）
- ISBN 978-4-86577-021-6

本書の内容　日本臨床内科医会編集。日常診療で求められる実践的な『診療マニュアル』を内科診療の第一線で活躍中の102名の専門家が執筆。【症候編45項目】・【疾患編109項目】を網羅し、実地医家ならではの日常診療に活かせる工夫・コツとピットフォールを含んだ内容にまとめた。

好評刊 【改訂第2版】内科処方実践マニュアル　使い分けとさじ加減

- 日本臨床内科医会 編
- B5判　574頁
- 定価（本体価格 5,200円＋税）
- ISBN 978-4-86577-007-0

本書の内容　日本臨床内科医会編集。日常診療で求められる実践的な『処方マニュアル』を内科診療の第一線で活躍中の84名の専門家が執筆。日常診療で役立つ『使い分けとさじ加減』を重視した内容とし、新規薬剤やガイドライン等の情報を更新した。

対象　実地医家・臨床医

CONTENTS

第1章「症候編」 発熱／鼻水・咳・痰／呼吸困難／めまい／しびれ／意識障害／言語障害／失神・けいれん／歩行障害／不随意運動／筋力低下・筋萎縮・麻痺／高次脳機能障害（記憶障害,認知症）／不眠・不安／視力障害・視野狭窄／頭痛／胸痛／腹痛／食欲不振／体重減少・体重増加／下痢・便秘／嘔吐・おくび／胸やけ／嚥下障害／吐血・下血／浮腫／動悸／神経痛／関節痛／腰痛／血尿・蛋白尿／口渇／味覚障害／肩こり／眼痛／耳鳴／黄疸／発疹／リンパ節腫脹／結膜充血／聴覚障害／鼻出血／嗄声／多尿・乏尿・閉尿・排尿障害（尿失禁,排尿困難）／頻尿と過活動性膀胱／ショック

第2章「疾患編」
A. 循環器疾患
B. 呼吸器疾患
C. 消化器疾患
D. 肝・胆・膵疾患
E. 代謝・内分泌疾患
F. 腎疾患
G. 神経疾患
H. 血液疾患
I. 骨・関節・免疫疾患
J. 介護
K. 感染症、寄生虫
L. その他

CONTENTS

『総論』（処方箋の書き方／剤型の特徴／服用時間／薬物相互作用 等）
『処方編』
A. 循環器疾患（本態性高血圧／低血圧／虚血性心疾患／不整脈／心不全等）B. 呼吸器疾患（かぜ症候群／インフルエンザ／鼻アレルギー／市中肺炎 等）C. 消化器疾患（口内炎・舌炎／逆流性食道炎、食道炎／消化性潰瘍／胃炎等）D. 肝・胆・膵疾患（ウイルス性肝炎A・B・C型肝炎／自己免疫性肝炎 等）E. 代謝・内分泌疾患（糖尿病／脂質異常症／高尿酸血症・痛風 等）F. 腎疾患（慢性腎臓病CKD／IgA腎症／ネフローゼ症候群／腎不全 等）G. 神経疾患（脳炎・髄膜炎／脳血管障害の一次、二次予防 等）H. 血液疾患（鉄欠乏性貧血／高齢者の貧血／白血病／出血傾向 等）I. 骨・関節・免疫疾患（関節リウマチRA／膠原病／骨粗鬆症 等）J. 介護（褥瘡／認知症・アルツハイマー病／排尿障害／高齢者の脱水 等）K. 感染症、寄生虫（帯状疱疹／梅毒／原中症・寄生虫／AIDS 等）L. その他（がん性疼痛／関節痛／熱中症／脱水症／咳・痰／摂食障害 等）M. 耳鼻科領域（急性扁桃炎／急性喉頭蓋炎）N. 皮膚科領域（蕁麻疹・薬疹・湿疹など）O. 泌尿器科領域（過活動膀胱／前立腺肥大症・前立腺がん／ED）P. がん（がん治療の考え方／前立腺がん／乳がん／子宮がん）Q. 生活習慣病に対する療養指導（生活習慣病の食事療法／運動療法）

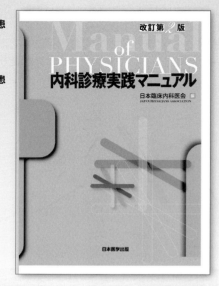

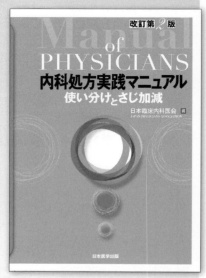

JMP 株式会社 日本医学出版　〒113-0033 東京都文京区本郷3-18-11 TYビル5F
TEL：03-5800-2350　FAX：03-5800-2351

日本医学出版の最新刊や書籍情報は　http://www.jmps.co.jp